看图速认中药

主　编　潘超美

编　写　肖　斌　赖珍珍　夏　静　梁钻姬
　　　　刘　欣　黄崇才　曾文星　郑芳昊

摄　影　潘超美

U0273313

中国中医药出版社
·北　京·

图书在版编目（CIP）数据

看图速认中药/潘超美主编.—北京：中国中医药出版社，2013.1

ISBN 978-7-5132-1202-1

Ⅰ.①看… Ⅱ.①潘… Ⅲ.①中草药-图谱

Ⅳ.①R282.5-64

中国版本图书馆CIP数据核字（2012）第250197号

中 国 中 医 药 出 版 社 出 版

北京市朝阳区北三环东路28号易亨大厦16层

邮政编码 100013

传真 010 64405750

龙口市众邦印务有限公司印刷

各地新华书店经销

*

开本787×1092 1/32 印张10 字数303千字

2013年1月第1版 2013年1月第1次印刷

书 号 ISBN 978-7-5132-1202-1

*

定价 29.00元

网址 www.cptcm.com

社长热线 010 64405720

购书热线 010 64065415 010 64065413

书店网址 csln.net/qksd/

官方微博 http://e.weibo.com/cptcm

编写说明

1. 本书共收集了临床上治疗常见病症广泛应用的中药材及饮片300种，主要以全国中医药类高校规划教材《中药学》列出的常见中药为主，加入部分现代临床广泛应用的天然植物药种类，以中药功效作为分类依据。

2. 每个中药品种配有文字和彩色照片两部份。文字部分包括中药的中文名称（括号中是别名，每种药只描述2～3个常见的别名）、来源、性状鉴别、性味功效、验方精选等内容，对重要性状鉴别特征文字内容单独标出，便于初识者学习、记忆。

3. 凡有毒植物药，不论毒性大小，均在性味功效中注明"有毒"二字，无毒性的植物药则不再标明"无毒"。

4. 性味功效包括了性味、功效、用法和用量。用量为成人的一日量。应用时须根据具体情况灵活掌握，对有毒药尤其要慎重。

5. 本书后附有中药正别名的笔画索引，便于读者查询。

编　者
2012年11月

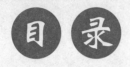

目 录

一、解表药

二、清热药

七、温里药

八、理气药

九、消食药

十、驱虫药

十一、止血药

十七、收涩药

十八、抗肿瘤药

一、解表药

（一）发散风寒药

生姜（姜、姜根、百辣云）

【来源】为姜科植物姜 *Zingiber offocinale* Rosc. 的新鲜根茎。

【性状鉴别】根茎呈不规则块状，略扁，具指状分枝，长4～18cm，厚1～3cm。**表面黄褐色或灰棕色，有环节，分枝顶端有茎痕或芽。**质脆，易折断，断面浅黄色，内皮层环纹明显，维管束散在。气香特异，味辛辣。

【性味功效】辛，温。解表散寒，降逆止呕，化痰止咳，解诸毒。内服煎汤3～10g。

【验方精选】

1. 外感风寒，头痛发热，汗出恶风　生姜、桂枝、芍药各9g，甘草6g，大枣12枚。水煎服。

2. 胃寒呕吐　生姜18g，半夏15g。水煎服。

3. 风寒咳嗽　生姜、制半夏、苏叶、陈皮、前胡、杏仁、桔梗、茯苓、炙甘草各6g。水煎服。

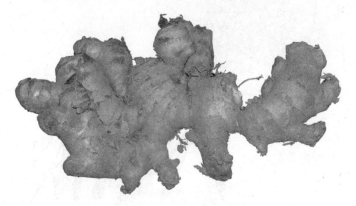

西河柳（春柳、垂丝柳）

【**来源**】为柽柳科植物柽柳 *Tamarix chinensis* Lour. 的嫩枝叶。

【**性状鉴别**】茎枝呈细圆柱形，表面灰绿色，有多数互生的鳞片状小叶。质脆，易折断。稍粗的枝表面红褐色，叶片常脱落而残留突起的叶基，断面黄白色，中心有髓。气微，味淡。以枝叶细嫩、色绿者为佳。

【**性味功效**】甘、辛，平。发表透疹，祛风除湿。内服煎汤3～6g，外用适量，煎汤擦洗。

【**验方精选**】

1. 麻疹透发不出　西河柳、玄参各6g，荆芥穗、干葛、炒牛蒡各4.5g，蝉蜕、薄荷、知母、甘草各3g，麦冬9g，淡竹叶5g。水煎服。

2. 风湿痹痛　西河柳、虎杖根、鸡血藤各30g。水煎服。

3. 痧疹发不出，喘嗽，烦闷，躁乱　西河柳叶12g，研末。以水调服。

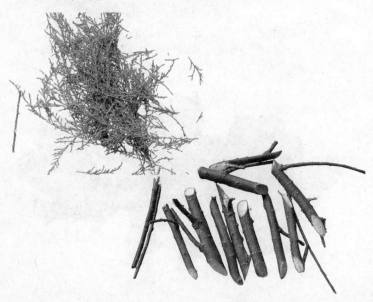

防风（铜芸、回云、屏风）

【来源】为伞形科植物防风 *Saposhnikovia divaricata* (Turcz.) Schischk. 的根。

【性状鉴别】根呈长圆锥形或长圆柱形，下部渐细。表面灰棕色，粗糙，有纵皱纹、多数横长皮孔及点状突起的细根痕。**根头部有明显密集的环纹，有的环纹上残存棕褐色毛状叶基。**体轻，质松，易折断，断面不平坦，**皮部浅棕色，有裂隙，散生黄棕色油点，木部浅黄色。**气特异，味微甘。以条粗壮、断面皮部色浅棕、木部色浅黄者为佳。

【性味功效】辛、甘，微温。祛风解表，胜湿止痛，止痉，止痒。内服煎汤 5 ～ 9g。

【验方精选】

1. 感冒、支气管炎、皮肤瘙痒　防风、荆芥、羌活、独活、柴胡、前胡、枳壳、茯苓、桔梗、川芎各5g，甘草3g。水煎服。

2. 偏头痛、习惯性便秘　防风、川芎、当归、芍药、大黄、薄荷叶、麻黄、连翘、芒硝各6g，黄芩、桔梗各12g，滑石20g，甘草10g，荆芥、白术、栀子各3g。水煎服。

3. 流行性感冒、风湿性关节炎　防风、苍术各6g，羌活10g，细辛2g，川芎、白芷、生地黄、黄芩、甘草各3g。水煎服。

4. 风毒阻痰之破伤风　防风、胆南星、白芷、天麻、羌活、白附子各6g。水煎服。

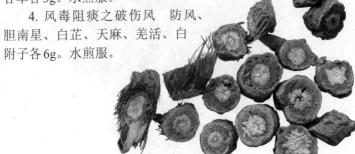

苍耳子（牛虱子、苍耳实、只刺）

【来源】为菊科植物苍耳子 *Xanthium sibiricun* Patr. 带总苞的果实。

【性状鉴别】果实呈纺锤形或卵圆形，长 1 ～ 1.5cm，直径 0.4 ～ 0.7cm。表面黄棕色或黄绿色，**全体有钩刺，顶端有 2 枚较粗的刺，分离或相连，基部有果梗痕。**质硬而韧，横切面中央有纵隔膜，2 室，各有 1 枚瘦果。瘦果略呈纺锤形，气微，味微苦。以粒大、饱满、色黄棕者为佳。

【性味功效】苦、甘、辛，温，有毒。散风寒，通鼻窍，祛风湿，止痒。内服煎汤 3 ～ 9g。

【验方精选】

1. 风邪上攻之鼻渊、鼻塞　苍耳子 5g，辛夷 6g，白芷 9g，薄荷叶 3g。研末，每次 6g，以茶调服。

2. 急性毛囊炎、急慢性湿疹　苍耳子 120g，苦参、野菊花各 60g。水煎，洗渍患处。

3. 阴囊湿疹　苍耳子、蛇床子、甘草各 10g。水煎，外洗阴囊。

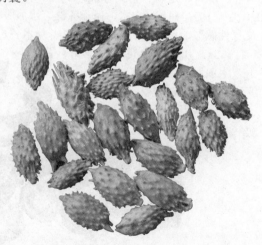

辛夷（木笔花、毛辛夷）

【来源】为木兰科植物玉兰 *Magnolia denudata* Desr. 的花蕾。

【性状鉴别】花蕾呈长卵形，似毛笔头。长1.5～3cm，直径1～1.5cm。基部枝梗较粗壮，皮孔浅棕色。苞片2～3层，每层2片，**两层苞片间有小鳞芽，苞片外表面密被灰白色或灰绿色茸毛**。花被片9，内外轮同型。体轻，质脆。气芳香，味辛凉而稍苦。以花蕾大、未开放、色黄绿、无枝梗者为佳。

【性味功效】辛，温。散风寒，通鼻窍。内服煎汤3～10g。

【验方精选】

1. 鼻渊　辛夷6g，苍耳子5g，白芷9g，薄荷叶3g。研末，每次服6g。

2. 鼻渊头痛　辛夷、白芷、升麻、木通、甘草、藁本、防风、川芎、细辛各等份。研末，每次服6g。

3. 鼻渊、鼻衄、鼻窒、鼻疮及痘后鼻疮　用辛夷研末，入麝香少许，用葱白蘸入鼻内数次。

4. 牙齿肿痛或牙龈糜烂　辛夷3g，蛇床子6g，青盐1.5g。研末，搽患处。

注：同属植物望春花 *Magnolia biondii* Pamp. 或武当玉兰 *Magnolia sprengeri* Pamp. 的花蕾也作中药辛夷用。

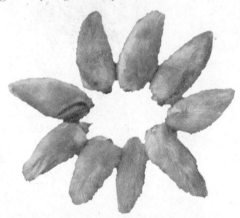

细辛（独叶草、玉香丝）

【来源】为马兜铃科植物北细辛 *Asarum heterotropoides* Fr. Schmidt var. *mandshuricum* (Maxim.) Kitag. 的根及根茎。

【性状鉴别】常卷曲成团。根茎横生呈不规则圆柱状，具短分枝，长1～10cm，直径0.2～0.4cm；表面灰棕色，粗糙，有环形的节，节间长0.2～0.3cm，分枝顶端有碗状的茎痕。根细长，密生节上，长10～20cm，直径0.1cm；**表面灰黄色，平滑或具纵皱纹，有须根及须根痕；质脆，易折断，断面平坦，黄白色或白色。气辛香，味辛辣、麻舌。**以根灰黄色、叶绿色、味辛辣而麻舌者为佳。

【性味功效】辛，温，有毒。祛风散寒，止痛，温肺化饮，通窍。内服煎汤1～3g。

【验方精选】

　　1. 风寒湿痹痛，关节疼痛　细辛、寄生、杜仲、牛膝、秦艽、茯苓、肉桂心、防风、川芎、人参、甘草、当归、芍药、地黄各6g，独活9g。水煎服。

　　2. 风寒阻滞经脉所致的偏正头痛　细辛3g，防风4.5g，川芎、荆芥各12g，白芷、羌活、甘草各6g，薄荷12g（后下）。每次6g，饭后以茶调服。

　　3. 外感风寒，寒饮伏肺，咳嗽气喘，痰白清稀　细辛、干姜、五味子各3g，麻黄、芍药、半夏各9g，甘草、桂枝各6g。水煎服。

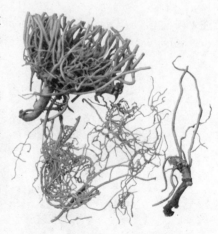

胡荽（香荽、芫荽、莞荽）

【**来源**】为伞形科植物芫荽 *Coriandrum sativum* L. 的全草。

【**性状鉴别**】全草多卷缩成团，茎、叶枯绿色，干燥茎直径约0.1cm，**叶多脱落或破碎，完整的叶一至二回羽状分裂。**根呈须状或长圆锥形，表面类白色。**具浓烈的特殊香气，味淡微涩。**

【**性味功效**】辛，温。发表透疹，消食开胃，止痛解毒。内服煎汤9～15g。

【**验方精选**】

1. 风寒感冒，头痛鼻塞　芫荽9g，苏叶、生姜各6g，水煎服。

2. 胃寒胀痛　胡荽、胡椒各15g，艾叶6g。水煎服。

3. 肛门瘙痒　胡荽研末，加熟蛋黄，共捣烂，调麻油塞入肛门，连用3次。

4. 消化不良，腹胀　鲜芫荽全草30g。水煎服。

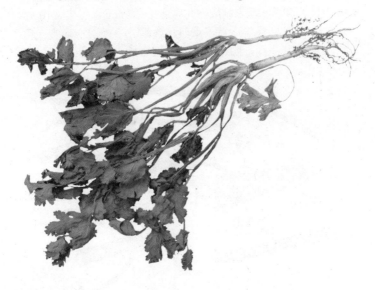

香薷（石香薷、青香薷、江香薷）

【**来源**】为唇形科植物石香薷 *Mosla chinensis* Maxim. 的地上部分。

【**性状鉴别**】基部紫红色，上部黄绿色或淡黄色，全体密被白色茸毛。**茎方柱形，基部类圆形，节明显；质脆，易折断。**叶对生，多皱缩或脱落，叶片展平后呈长卵形或披针形，暗绿色或黄绿色，**边缘有3～5疏浅锯齿。穗状花序顶生及腋生。**小坚果4，近球形，具网纹。气清香而浓，味微辛而凉。以枝嫩、穗多、香气浓者为佳。

【**性味功效**】辛，微温。发汗解表，化湿和中。内服煎汤3～10g。

【**验方精选**】

1. 夏日风寒感冒　香薷9g，白扁豆（微炒）、厚朴（姜制）各6g。水煎频服。

2. 水气水肿，或全身肿　香薷500g，白术218g。香薷浓煎取汁，和白术粉末制成小丸（直径约7mm）。每次服10丸。

3. 口臭　香薷适量，水煎，含漱。

4. 皮肤瘙痒，阴部湿疹　香薷适量，水煎洗。

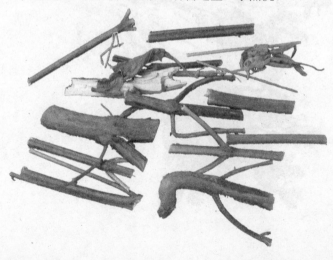

桂枝（桂、筒桂、玉桂）

【来源】为樟科植物肉桂 *Cinnamomum cassia* Presl 的嫩枝。

【性状鉴别】嫩枝呈类圆形或椭圆形的厚片。表面棕色或红棕色，有时可见点状皮孔或纵棱线。**切面皮部红棕色，木部黄白色至浅黄棕色，髓部类圆形或略呈方形。有特异香气，**味甜、微辛。以枝条嫩细均匀，色红棕，香气浓者为佳。

【性味功效】辛、甘，温。发汗解肌，温通经脉，助阳化气，平冲降气。内服煎汤 3 ～ 10g。

【验方精选】

1. 风寒感冒，上呼吸道感染　桂枝、芍药、生姜各 9g，甘草 6g，大枣 4 枚。水煎服。

2. 外感、流行性感冒以及急性支气管炎、支气管哮喘　桂枝 4g，麻黄 6g，炙甘草 3g，杏仁 9g。水煎服。

3. 脘腹冷痛　桂枝、生姜各 9g，甘草 6g，芍药 18g，甘草 6g，大枣 4 枚。水煎 2 次，兑入胶饴 60g，分 2 次温服。

4. 心阳不振，瘀血痹阻的胸痹　桂枝 6g，厚朴 12g，薤白 9g，枳实 4 枚，瓜蒌 1 枚。枳实、厚朴先煎。水煎，分三次服。

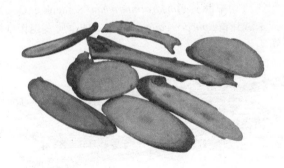

麻黄（龙沙、狗骨、卑相）

【来源】为麻黄科植物草麻黄 *Ephedra sinica* Stapf的草质茎。

【性状鉴别】茎呈细长圆柱形，少分枝。直径0.1～0.2cm。表面淡绿色至黄绿色，有细纵脊线，有粗糙感。节明显，节间长2～6cm。**节上有膜质鳞叶，长0.3～0.4cm；裂片2（稀3），锐三角形**，先端灰白色，反曲，基部联合成筒状，红棕色。体轻，质脆，易折断，断面略呈纤维性，**周边绿黄色，髓部红棕色，近圆形**。气微香，味涩、微苦。以色淡绿或黄绿、内心色红棕、手拉不脱节、味苦涩者为佳。

【性味功效】辛、微苦，温。发汗散寒，宣肺平喘，利水消肿。内服煎汤2～10g。

【验方精选】

1. 感冒、流行性感冒以及急性支气管炎、支气管哮喘 麻黄9g，桂枝、杏仁各6g，炙甘草3g。水煎服。

2. 外感风寒，咳嗽气喘 甘草、麻黄、杏仁各30g。水煎服。

3. 肺热壅盛，高热急喘 麻黄、杏仁各9g，炙甘草6g，生石膏24g。水煎服。

4. 面目浮肿，小便不利 麻黄、白术各12g，石膏25g，生姜9g，甘草6g，大枣15枚。水煎服。

注：同属植物中麻黄 *Ephedra intermedia* Schrenk et C.A.Mey. 或木贼麻黄 *Ephedra equisetina* Bge.的草质茎也作中药麻黄用。

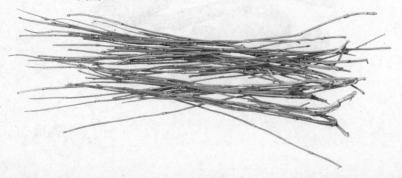

葱白（葱茎白、葱白头）

【来源】为百合科植物葱 *Allium fistulosum* L. 的新鲜鳞茎。

【性状鉴别】鳞茎呈圆柱形，先端稍肥大，鳞叶成层，白色，上具白色纵纹。

【性味功效】辛，温。发表，通阳，解毒。内服煎汤9～15g。

【验方精选】

1. 风寒感冒轻证　葱白3茎，淡豆豉6g。水煎服。

2. 少阴病下利，脉微　葱白4茎，干姜3g，附子1枚。水煎服。

3. 霍乱烦躁　葱白20茎，大枣20枚。水煎服。

4. 胃痛，胃酸过多，消化不良　葱白4茎，红糖12g。将葱白打烂，混入红糖，放在盘中用锅蒸熟。每日3次，每次9g。

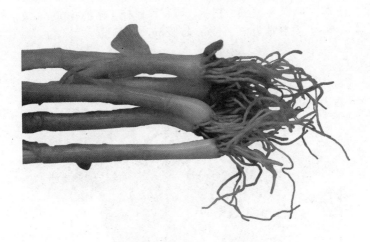

紫苏叶（赤苏、香苏、臭苏）

【来源】为唇形科植物紫苏 *Perilla frutescens* (L.) Britt. 的叶。

【性状鉴别】叶片多皱缩卷曲、破碎，完整者展平后呈卵圆形。先端长尖或急尖，基部圆形或宽楔形，边缘具圆锯齿。**两面紫色或上表面绿色，下表面紫色，疏生灰白色毛，**下面有多数凹陷的腺鳞。**叶柄紫色或紫绿色。**质脆。带嫩枝者，枝的直径0.2～0.5cm，紫绿色，断面中部有髓。气清香，味微辛。以叶完整、色紫、香气浓者为佳。

【性味功效】辛，温。解表散寒，行气和胃。内服煎汤5～10g。

【验方精选】

1. 风寒感冒，头痛鼻塞、无汗兼咳嗽　苏叶、半夏、茯苓、前胡、桔梗、枳壳、甘草、生姜、橘皮、杏仁各6g，大枣2枚。水煎服。

2. 脾胃气滞所致的恶心呕吐　紫苏叶、大腹皮、白芷、茯苓各30g，半夏曲、白术、陈皮、厚朴、桔梗各60g，藿香90g，炙甘草75g。研末，每服6g，水煎服。

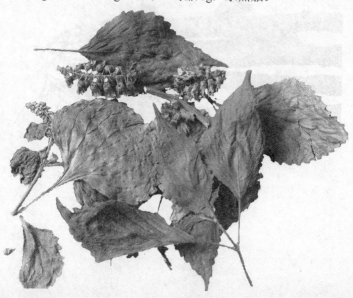

鹅不食草（鸡肠草、鹅不食、球子草）

【**来源**】为菊科植物石胡荽 *Centipeda minima* (L.) A. Br.et Ascher.的全草。

【**性状鉴别**】全草扭集成团。须根纤细，淡黄色。茎细，多分枝，质脆，易折断，断面黄白色。叶小，近无柄；叶片多皱缩或破碎，完整者展平后呈匙形，**表面灰绿色或棕褐色，边缘有 3 ~ 5 个齿。头状花序黄色或黄褐色。气微香，久闻有刺激感，**味苦、微辛。以色灰绿、刺激性气味强者为佳。

【**性味功效**】辛，温。祛风通窍，解毒消肿。内服煎汤 6 ~ 9g。

【**验方精选**】

1. 鼻炎、鼻窦炎、鼻息肉、鼻出血　鹅不食草、辛夷各3g。研末吹入鼻孔，每日2次。

2. 支气管哮喘　鹅不食草、瓜蒌、莱菔子各9g。水煎服。

3. 黄疸型肝炎　鹅不食草9g，茵陈24g。水煎服。

4. 痔疮　鹅不食草60g，无花果叶15g。水煎，先熏再洗患处。

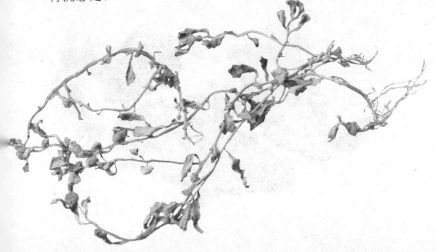

藁本（鬼卿、藁板）

【来源】为伞形科植物辽藁本 *Liguticun jeholense* Nakai Kitag. 的根茎及根。

【性状鉴别】呈不规则的厚片。外表皮可见根痕和残根突起呈毛刺状，或有呈枯朽空洞的老茎残基。切面木部有放射状纹理和裂隙。以个大体粗、质坚、香气浓郁者为佳。

【性味功效】辛，温。祛风，散寒，除湿，止痛。内服煎汤3～10g。

【验方精选】

1. 风湿关节痛　藁本、苍术、防风各9g，牛膝12g。水煎服。

2. 风寒湿痹，风寒感冒夹湿、头身重痛　藁本、防风、炙甘草、川芎各3g，羌活、独活各6g，蔓荆子2g。水煎服。

3. 偏、正头痛，鼻塞头昏　藁本、川芎、细辛、白芷、甘草各等份。研末，每120g即入煅石膏480g，水和为丸，每30g做成8丸。每次服1丸。

4. 小儿疥癣　藁本适量，煎汤，用以沐浴及洗衣服。

注：同属植物藁本 *Liguticum sinense* Oliv. 的根茎及根也作中药藁本用。

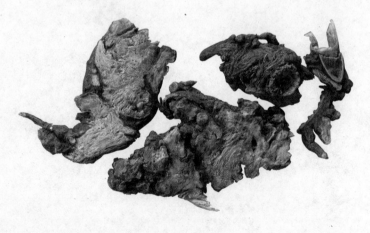

木贼（节节草、笔杆草、笔筒草）

【来源】为木贼科植物木贼 *Equisetum hiemale* L. 的地上部分。

【性状鉴别】呈管状的段。表面灰绿色或黄绿色，有纵棱 18～30 条，棱上有多数细小光亮的疣状突起；节明显，节上着生筒状鳞叶，叶鞘基部和鞘齿棕黑色，中部淡黄棕色。切面中空，周边有多数圆形的小空腔。气微，味甘淡、微涩，嚼之有砂粒感。

【性味功效】甘、苦，平。疏风散热，明目退翳。内服煎汤 3～9g。

【验方精选】

1. 目昏多泪　木贼、苍术各30g。研末，每次6g，以茶调服。

2. 浮肿型脚气，皮肤病性肾炎水肿　木贼15g，浮萍10g，赤豆100g，红枣6枚。水煎服。

3. 血崩、血气痛　木贼、香附各30g，朴硝15g。研末，每服9g。色黑者以酒煎，红赤者以水煎。每日2次。忌生冷、硬物、猪、鱼、油腻、酒、面。

4. 咽喉红痛　鲜木贼捣汁调蜜服。

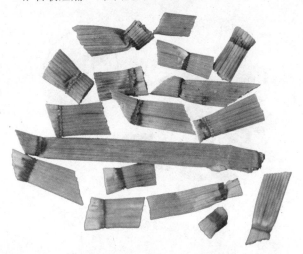

牛蒡子（恶实、鼠黏子、大力子）

【来源】为菊科植物牛蒡 *Arctium lappa* L. 的果实。

【性状鉴别】果实呈长倒卵形，略扁，微弯曲，长 0.5～0.7cm，宽 0.2～0.3cm。**表面灰褐色，带紫黑色斑点，有数条纵棱，通常中间1～2条较明显。**顶端钝圆，稍宽，顶面有圆环，中间具点状花柱残迹；基部狭窄，着生面色较淡。果皮较硬，子叶2，淡黄白色，富油性。气微，味苦后微辛而稍麻舌。以粒大、饱满、色灰褐者为佳。

【性味功效】辛、苦，寒。疏散风热，宣肺透疹，解毒利咽。内服煎汤6～12g。

【验方精选】

1. 口舌生疮，咽喉肿痛　牛蒡子12g，炙甘草、升麻、射干各3g。研末，每次9g，水煎服。

2. 风热感冒　牛蒡子3g，研末。热酒调服。

3. 疳腮肿痛，斑疹　牛蒡子、柴胡、连翘、川贝母、荆芥各6g。水煎服。

4. 风肿斑毒作痒　牛蒡子、玄参、僵蚕、薄荷各15g。研末。每次9g，沸水调服。

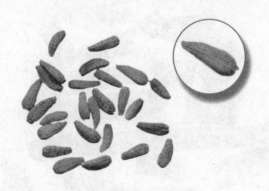

（二）发散风热药

柴胡（茈胡、山菜、柴草）

【来源】为伞形科植物柴胡 *Bupleurum chinense* DC. 的根，习称为"北柴胡"。

【性状鉴别】根呈不规则厚片。**外表皮黑褐色或浅棕色，具纵皱纹、支根痕及皮孔**。质硬而韧，不易折断，**断面显纤维性，皮部浅棕色，木部黄白色**。气微香，味微苦。以根粗长、无茎苗、须根少者为佳。

【性味功效】苦、辛，微寒。解表退热，疏肝解郁，升举阳气。内服煎汤3～10g。

【验方精选】

1. 少阳证，外感发热　柴胡25g，人参、甘草6g，黄芩、半夏、生姜各9g，大枣4枚。水煎服。

2. 肝气郁滞，胸胁疼痛　柴胡、陈皮各6g，川芎、香附、枳壳、芍药各5g，炙甘草3g。水煎服。

3. 肝郁血虚之月经不调　柴胡、当归、茯苓、白芍药、白术各30g，炙甘草15g。水煎服。

4. 疟疾　柴胡、半夏、厚朴、陈皮各6g。水煎服。

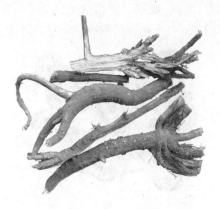

升麻（龙眼根、窟窿牙根）

【**来源**】为毛茛科植物大三叶升麻 *Cimicifuga heracleifolia Kom.* 的根茎，习称为"关升麻"。

【**性状鉴别**】根茎呈不规则的长形块状，多分枝，呈结节状。表面棕褐色，粗糙不平，**有坚硬的细须根瘤，上面有数个圆形空洞的茎基痕，洞内壁显网状沟纹**；下面凹凸不平，具须根痕。体轻，质坚硬，不易折断，**断面不平坦，有裂隙，纤维性**，黄绿色或淡黄白色。气微，味微苦而涩。以体大、质坚、外皮黑褐色、断面黄绿色、无须根者为佳。

【**性味功效**】辛、微甘，微寒。发表透疹，清热解毒，升举阳气。内服煎汤 3 ～ 10g。

【**验方精选**】

1. 麻疹初起，未发或透发不畅　升麻、葛根、甘草各3g，芍药6g。水煎服。

2. 痄腮丹毒　升麻、僵蚕各3g，黄芩、黄连各15g，陈皮、甘草、玄参、柴胡、桔梗各10g，连翘、板蓝根、马勃、牛蒡子、薄荷各5g。水煎服。

3. 胃火上攻所致头痛、牙龈肿痛、口舌生疮　升麻、生地、当归、黄连各6g，牡丹皮9g。水煎服。

4. 中气下陷，脱肛、子宫脱垂、崩漏　升麻、柴胡、橘皮、当归身、白术各6g，黄芪18g，炙甘草9g。水煎服。

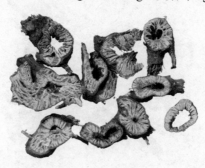

桑叶（铁扇子、蚕叶）

【来源】为桑科植物桑 *Morus alba* L. 的叶。

【性状鉴别】叶多皱缩、破碎。完整者有柄，叶片展平后呈卵形或宽卵形，先端渐尖，基部截形、圆形或心形，边缘有锯齿或钝锯齿，有的不规则分裂。**上面黄绿色或浅黄棕色，有的有小疣状突起；下表面颜色较浅，叶脉突出，小脉网状，脉上被疏毛，脉基具簇毛。**质脆。气微，味淡、微苦涩。以叶大、色黄绿者为佳。

【性味功效】苦、甘，寒。疏散风热，清肺润燥，清肝明目。内服煎汤 5～10g。

【验方精选】

1. 风热感冒、咳嗽　桑叶7.5g，菊花3g，杏仁、桔梗、苇根各6g，连翘5g，薄荷、甘草各2.5g。水煎服。

2. 肺热或燥热伤肺，百日咳、急性支气管炎　桑叶、豆豉、象贝、栀子、梨皮各3g，杏仁4.5g，沙参6g。水煎服。

3. 肝阴不足，眼目昏花　桑叶480g，黑芝麻120g。黑芝麻捣碎，煎浓汁，和白蜜480g，入桑叶末为丸。每服9g。

4. 手足麻木　霜降后桑叶煎汤频洗。

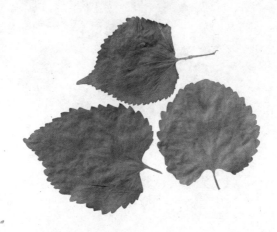

浮萍（水萍、萍子草、田萍）

【来源】为浮萍科植物紫萍 *Spirodela polyrrhiza* (L.) Schleid. 的全草。

【性状鉴别】呈扁平叶状体，卵形或卵圆形，长径0.2～0.5cm。上表面淡绿色至灰绿色，有1小凹陷，边缘整齐或微卷曲。下表面紫绿色至紫棕色，着生数条须根。体轻，手捻易碎。气微，味淡。以色绿、背紫者为佳。

【性味功效】辛，寒。疏散风热，透疹，利尿。内服煎汤3～9g。

【验方精选】

　　1. 风热感冒　浮萍、防风各9g，牛蒡子、薄荷、苏叶各6g。水煎服。

　　2. 急性肾炎　浮萍60g，黑豆30g。水煎服。

　　3. 风热瘾疹　浮萍（蒸过焙干）、牛蒡子（酒煮晒干，炒）各30g。研末，每次3g，以薄荷汤送服。

　　4. 胬肉攀睛　浮萍少许，捣烂，入片脑少许，贴患处。

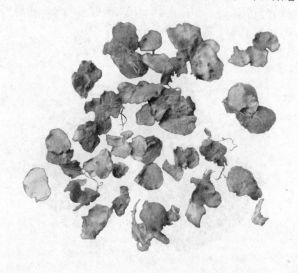

菊花（节华、金蕊、馒头菊）

【来源】为菊科植物菊 *Chrysanthemun morifolium* Ramat. 的头状花序。根据产地和加工方法的不同，习称为"亳菊"、"滁菊"、"贡菊"、"杭菊"。

【性状鉴别】贡菊　花序呈扁球形或不规则球形，直径 1.5 ～ 2.5cm。舌状花白色或类白色，斜升，上部反折，边缘稍内卷而皱缩，**通常无腺点；管状花少，外露。**

　　杭白菊　花序呈碟形或扁球形，直径 2.5 ～ 4cm，**常数个相连成片。舌状花类白色或黄色，平展或微折叠，彼此粘连，通常无腺点；管状花多数，外露。**

　　均以花朵完整不散瓣、色白（黄）、香气浓郁、无杂质者为佳。

【性味功效】甘、苦，微寒。疏风清热，平肝明目，解毒消肿。内服煎汤 5 ～ 10g。

　　1. 风热感冒、咳嗽　桑叶 7.5g，菊花 3g，杏仁、桔梗、苇根各 6g，连翘 5g，薄荷、甘草各 2.5g。水煎服。

　　2. 肝肾阴虚，两目昏花、干涩　菊花、枸杞子、泽泻、牡丹皮、白茯苓各 9g，熟地黄 24g，山萸肉、山药各 12g。研细末，炼蜜为丸。每次服 9g。

　　3. 目赤肿痛　菊花 15g，白蒺藜 15g，木贼 15g，蝉蜕 6g。水煎服。

　　4. 高血压　菊花 15g，红枣 3 粒。水煎服。

杭白菊

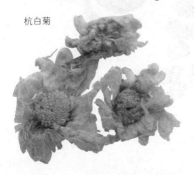

贡菊

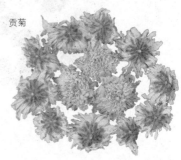

淡豆豉（香豉、豉、大豆豉）

【来源】为豆科植物大豆 *Glycine max* (L.) Merr. 成熟种子的发酵加工品。

【性状鉴别】呈椭圆形，略扁，长0.6～1cm，直径0.5～0.7cm。**表面黑色，皱缩不平，无光泽，一侧有棕色的条状种脐，珠孔不明显。**子叶2片，肥厚。质柔软，断面棕黑色。气香，味微甘。以粒大、饱满、色黑者为佳。

【性味功效】苦、辛，平。解肌发表，宣郁除烦。内服煎汤6～12g。

【验方精选】

1. 风热感冒，无汗或汗发不畅、咳嗽咽痛　淡豆豉、甘草、荆芥穗各5g，连翘、金银花、牛蒡子各9g，薄荷、桔梗各6g，竹叶4g。水煎服。

2. 风寒感冒轻证　淡豆豉6g，葱白3茎。水煎服。

3. 失眠，虚烦不眠、胸脘痞满　淡豆豉、栀子各9g。水煎服。

4. 痔漏　淡豆豉、槐米各等份。研末。每服3g，水煎空腹服。

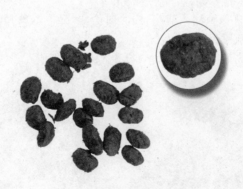

葛根（干葛、甘葛、黄条根）

【**来源**】为豆科植物野葛 *Pueraria lobata* (Willd.) Ohwi 的根。

【**性状鉴别**】根呈纵切的长方形厚块或小方块，长5～35cm，厚0.5～1cm。外皮淡棕色，有纵皱纹，粗糙。切面黄白色，纹理不明显。质韧，纤维性强。气微，味微甜。以块大、质坚实、色白、粉性足、纤维少为佳。

【**性味功效**】甘、辛，凉。解肌退热，生津，透疹，升阳止泻，通经活络，解酒毒。内服煎汤10～15g。

【**验方精选**】

1. 风寒表证，恶寒无汗，项背强痛　葛根、生姜各12g，麻黄、桂枝、芍药、甘草各6g，大枣12枚。水煎服。

2. 麻疹初起，疹发不出　葛根45g，升麻、白芍药、炙甘草各30g。研末，每服9g，水煎服。

3. 湿热泻痢　葛根15g，甘草6g，黄芩、黄连各9g。水煎服。

4. 醉酒　葛根10g，煎汁服，醒即停服。

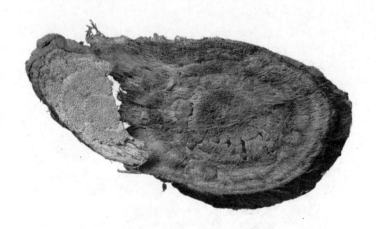

蔓荆子（蔓荆实、万荆子、蔓青子）

【**来源**】为马鞭草科植物蔓荆 *Vitex trifolia* L. 的果实。

【**性状鉴别**】果实呈球形，直径 0.4 ～ 0.6cm。表面灰黑色或黑褐色，被灰白色粉霜状茸毛，有纵向浅沟 4 条，放大镜下可见密布淡黄色小点。顶端微凹，基部有灰白色宿萼及短果柄。萼长约为果实的 1/3 ～ 2/3，5 齿裂，其中 2 裂较深，密被茸毛。体轻，质坚韧，不易破碎。横断面可见 4 室，每室有种子 1 枚。气特异而芳香，味淡、微辛。以粒大饱满，气香者为佳。

【**性味功效**】辛、苦，微寒。疏散风热，清利头目。内服煎汤 5 ～ 10g。

【**验方精选**】

1. 外感风热、目痛 蔓荆子、桑叶、菊花、薄荷、白芷、荆芥子各 9g。水煎服。

2. 偏头痛 蔓荆子 10g，菊花 8g，川芎、甘草各 4g，细辛、白芷各 3g。水煎服。

3. 高血压病头昏痛 蔓荆子 9g，野菊花、钩藤、草决明各 12g。水煎服。

4. 目翳 蔓荆子 15g，石决明 9g，木贼 6g。水煎服。

注：同属植物单叶蔓荆 *Vitex trifolia* L. var. *simplicifolia* Cham. 也作中药蔓荆子用。

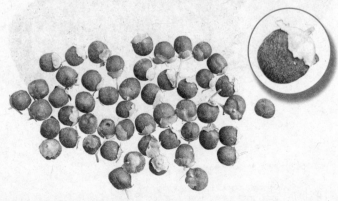

薄荷（野薄荷、仁丹草、水益母）

【**来源**】为唇形科植物薄荷 *Mentha haplocalyx* Briq. 的地上部分。

【**性状鉴别**】呈不规则的段。**茎方柱形，表面紫棕色或淡绿色，具纵棱线，棱角处具茸毛。**切面白色，中空。叶多破碎，**上表面深绿色，下表面灰绿色，稀被茸毛。轮伞花序腋生，花萼钟状，先端5齿裂，花冠淡紫色。揉搓后有特殊清凉香气，**味辛凉。以叶多、色绿、气味浓者为佳。

【**性味功效**】辛，凉。疏散风热，清利头目，利咽，透疹，疏肝行气。内服煎汤3～6g，后下。

【**验方精选**】

1. 风热感冒初期　薄荷、桔梗各6g，连翘、金银花、牛蒡子各9g，竹叶4g，甘草、荆芥穗、淡豆豉各5g。水煎服。

2. 皮肤瘾疹不透，瘙痒　薄荷、荆芥、防风各10g，蝉蜕6g。水煎服。

3. 风热牙痛　薄荷、樟脑、花椒各等份。研末，擦患处。

4. 眼结膜炎　薄荷叶一片于牛乳汁中浸泡约25分钟。患眼用5%凉盐水冲洗后，将其盖于患眼上，经10分钟再换一叶，每天数次。

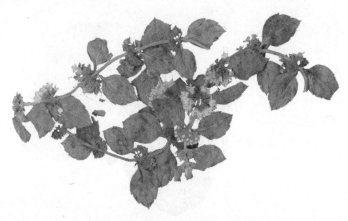

二、清热药

（一）清热泻火药

天花粉（栝楼根、瑞雪）

【来源】为葫芦科植物栝楼 *Trichosanthes kirilowii* Maxim. 的根。

【性状鉴别】根呈类圆形、半圆形或不规则的厚片。外表皮黄白色或淡棕黄色。**断面白色或淡黄色，富粉性，切面可见黄色木质部小孔，略呈放射状排列。**气微，味微苦。以条均匀、色白、质坚实、粉性足、味微苦者为佳。

【性味功效】甘、微苦，微寒。清热泻火，生津止渴，消肿排脓。内服煎汤 10 ～ 15g。

【验方精选】

1. 热病伤津口渴　天花粉、茯苓、甘草各15g，麦冬9g。研末，每服15g，水煎服。

2. 阴虚内热，消渴多饮　天花粉、五味子各9g，生山药30g，生黄芪15g，知母18g，生鸡内金6g，葛根4.5g。水煎服。

3. 内热痰多咳嗽　天花粉10g，杏仁、桑皮、贝母各9g，桔梗、甘草各3g。水煎服。

4. 牙龈肿痛　天花粉15g，白芍药、薄荷各6g，甘草3g。水煎服。

注：同属植物双边栝楼 *Trichosanthes rosthornii* Harms 的根也做中药天花粉用。

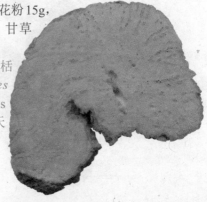

决明子（草决明、假绿豆、马蹄决明）

【**来源**】为豆科植物决明 *Cassia obtusifolia* L. 的种子。

【**性状鉴别**】种子呈菱方形或短圆柱形，两端平行倾斜，长 0.3～0.7cm，宽0.2～0.4cm。表面绿棕色或暗棕色，平滑有光泽。一端较平坦，另一端斜尖，背腹面各有1条突起的棱线，棱线两侧各有1条斜向对称而色较浅的线形凹纹。质坚硬，不易破碎。种皮薄，子叶2，黄色，呈"S"形折曲并重叠。气微，味微苦。以籽粒饱满，色绿棕者为佳。

【**性味功效**】甘、苦、咸，微寒。清热明目，润肠通便。内服煎汤9～15g。

【**验方精选**】

1. 急性结膜炎　决明子、菊花、蝉蜕、青葙子各15g。水煎服。

2. 高血压病　决明子15g，夏枯草9g。水煎，连服1个月。

3. 习惯性便秘　决明子、郁李仁各18g。沸水冲泡代茶饮。

4. 口腔炎　决明子60g。浓煎频频含漱。

注：同属植物小决明 *Cassia tora* L. 的种子也作中药决明子用。

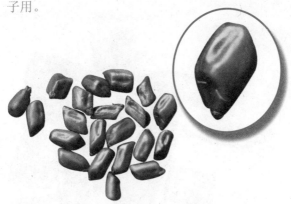

芦根（芦通、苇根、芦头）

【来源】为禾本科芦苇 *Phragmites communis* Trin. 的新鲜或干燥根茎。

【性状鉴别】鲜芦根　根茎呈长圆柱形，有的略扁，长短不一，直径 1～2cm。**表面黄白色，有光泽，外皮疏松可剥离，节呈环状，有残根及芽痕。**体轻，质韧，不易折断。切断面黄白色，中空，壁厚 0.1～0.2cm，**有小孔排列成环。**气微，味甘。

芦根　根茎呈扁圆柱形。**节处较硬，节间有纵皱纹。**

均以条粗均匀、色黄白、有光泽、无须根者为佳。

【性味功效】甘，寒。清热泻火，生津止渴，除烦，止呕，利尿。内服煎汤 15～30g。

【验方精选】

1. 肺痈咳吐脓血　芦根 60g，薏苡仁 30g，冬瓜子 24g，桃仁 9g。水煎服。

2. 胃胀，吐酸水　芦根 15g，香樟根 9g。水煎服，1 日 2 次。

3. 麻疹不透　芦根 30g，柽柳 9g。水煎服。

4. 猩红热　鲜芦根、鲜白茅根各 30g，白糖适量。水煎，当茶饮。

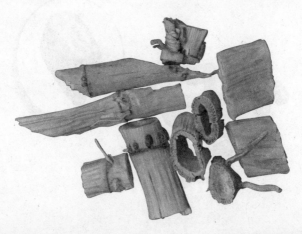

谷精草（流星草、移星草、鱼眼草）

【**来源**】为谷精草科植物谷精草 *Eriocaulon buergerianum* Koern. 的带花茎的头状花序。

【**性状鉴别**】头状花序呈半球形，直径 0.4 ~ 0.5cm。底部有苞片层层紧密排列，苞片淡黄绿色，有光泽，上部边缘密生白色短毛；花序顶部灰白色。揉碎花序，可见多数黑色花药及细小黄绿色未成熟的果实。花茎纤细，长短不一，直径不及 0.1cm，淡黄绿色，有数条扭曲的棱线。质柔软。无臭，味淡。以花序大而紧、色灰白，花茎短、色黄绿者为佳。

【**性味功效**】辛、甘、平。疏散风热，明目退翳。内服煎汤 5 ~ 10g。

1. 目赤肿痛　谷精草、荠菜、紫金牛各 15g。水煎服。

2. 小儿中暑吐泻　谷精草全草 30 ~ 60g，鱼首石 9 ~ 15g。水煎服。

3. 感冒发热头痛，咽炎　谷精草 9g。水煎服。

4. 头痛、眉棱骨痛　谷精草 6g，地龙 9g，乳香 3g。研末，每次 1.5g，入烧烟筒中左右熏鼻。

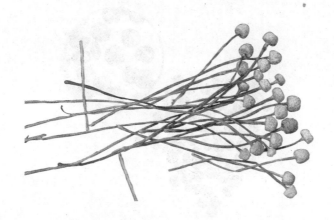

青葙子（草决明、狗尾巴子、牛尾巴子）

【来源】为苋科植物青葙 *Celosia argentea* L. 的种子。

【性状鉴别】种子呈扁圆形，少数呈圆肾形。表面黑色或红黑色，光亮，中央微隆起，侧边微凹处为种脐。种子易粘手，种皮薄而脆。气微，无味。以粒饱满、色黑、光亮者为佳。

【性味功效】苦，微寒。清肝泻火，明目退翳。内服煎汤9～15g。

【验方精选】

1. 视物不清　青葙子6g，夜明砂60g。蒸鸡肝或猪肝服。

2. 头昏痛伴有眼、眉棱骨痛　青葙子9g，平顶莲蓬5个。水煎服。

3. 夜盲目翳　青葙子15g，乌枣30g。开水冲炖，饭前服。

4. 白带、月经过多　青葙子18g，响铃草15g。配猪瘦肉炖服。

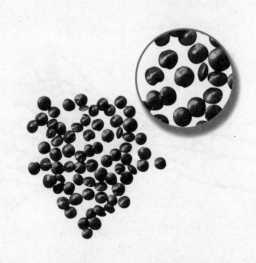

知母（连母、水须、地参）

【**来源**】为百合科植物知母*Anemarrhena asphodeloides* Bge.的根茎。

【**性状鉴别**】呈不规则类圆形的厚片。**外表皮黄棕色至棕色，可见少量残存的黄棕色叶基纤维和凹陷或突起的点状根痕。切面黄白色至黄色。**气微，味微甜、略苦，嚼之带黏性。以条粗、质硬、断面色白黄者为佳。

【**性味功效**】苦、甘，寒。清热泻火，滋阴润燥。内服煎汤6～12g。

【**验方精选**】

1. 感冒高烧不退、流行性乙型脑炎　知母18g，石膏50g，甘草6g，粳米9g。水煎服。

2. 阴虚内热，消渴多饮　知母18g，天花粉、五味子各9g，生山药30g，生黄芪15g，生鸡内金6g，葛根4.5g。水煎服。

3. 肾阴亏虚，骨蒸潮热，遗精盗汗　知母、黄柏各6g，熟地黄24g，山萸肉、山药各12g，泽泻、牡丹皮、茯苓各9g。研细末，炼蜜为丸。每服6g。

4. 久嗽气急　知母、杏仁各15g。水煎，饭后服。

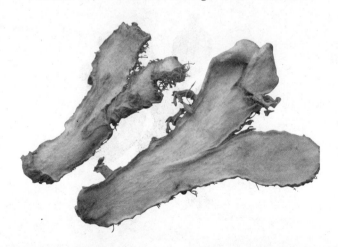

栀子（山栀子、黄栀子、枝子）

【来源】为茜草科植物栀子 *Gardenia jasminoides* Ellis 的果实。

【性状鉴别】果实呈长卵圆形或椭圆形，长 1.5～3.5cm，直径 1～1.5cm。**表面红黄色或棕红色，具 6 条翅状纵棱，棱间常有 1 条明显的纵脉纹，并有分枝。**顶端残存萼片，基部稍尖，有残留果梗。**果皮薄而脆，略有光泽，具 2～3 条隆起的假隔膜。**种子多数，扁卵圆形，集结成团，深红色或红黄色，表面密具细小疣状突起。气微，味微酸而苦。以皮薄、饱满、色红黄者为佳。

【性味功效】苦，寒。泻火除烦，清热利湿，凉血解毒。内服煎汤 6～10g，外用生品适量，研末调敷。

【验方精选】

1. 热病高热烦躁，神昏谵语　栀子 9g，黄连、黄柏、黄芩各 6g。水煎服。

2. 湿热黄疸　栀子、大黄各 9g，茵陈蒿（先煎）18g。水煎服。

3. 胃脘热痛　栀子 7 枚。炒焦，水煎，入生姜汁饮之。

4. 鼻出血　栀子、血余炭各适量。研末，吹入鼻中。

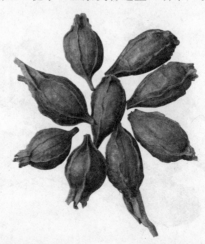

夏枯草（铁色草、夏枯头、棒槌草）

【来源】为唇形科夏枯草 *Prunella vulgaris* L. 的果穗。

【性状鉴别】果穗呈圆柱形，略扁，长1.5～8cm，直径0.8～1.5cm；淡棕色至棕红色。**全穗由数轮至十数轮宿萼与苞片组成，每轮有对生苞片2片，呈扇形，先端尖尾状，脉纹明显，外表面有白毛。每一苞片内有花3朵**，花冠多已脱落，宿萼二唇形，**内有小坚果4枚。果实卵圆形，棕色，尖端有白色突起。**体轻。气微，味淡。以穗大、色棕红、摇之作响者为佳。

【性味功效】辛、苦，寒。清肝泻火，明目，散结消肿。内服煎汤9～15g。

【验方精选】

1. 高血压病 夏枯草、菊花各10g，决明子、钩藤各15g。水煎服。

2. 肺结核 夏枯草30g，煎液浓缩成膏，晒干，再加青蒿粉3g，鳖甲粉1.3g，拌匀。分3次服。

3. 眩晕 夏枯草、万年青根各15g。水煎，每日1剂。

4. 创伤出血 夏枯草90g，酢浆草60g，雪见草30g。研细末，以药粉撒伤口处，包扎。

5. 预防麻疹 夏枯草15g。水煎服，每日1剂，连服3天。

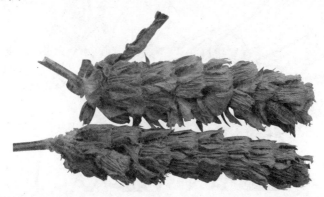

鸭跖草（鸡舌草、竹叶菜、鸭仔草）

【来源】为鸭跖草科植物鸭跖草 *Commelina communis* L. 的地上部分。

【性状鉴别】呈不规则的段。茎有纵棱，节稍膨大。切面中心有髓。叶互生，多皱缩、破碎，**完整叶片展平后呈卵状披针形或披针形，全缘，基部下延成膜质叶鞘，抱茎，叶脉平行**。花多脱落，总苞佛焰苞状，心形。气微，味淡。以色黄绿者为佳。

【性味功效】甘、淡，寒。清热泻火，解毒，利水消肿。内服煎汤 15～30g。

【验方精选】

1. 流行性感冒　鸭跖草30g，紫苏、马蓝、竹叶、麦冬各9g，豆豉15g。水煎服。

2. 外感发热，咽喉肿痛　鸭跖草、柴胡、黄芩各12g，银花藤、千里光各25g，甘草6g。水煎服。

3. 流行性腮腺炎　鲜鸭跖草60g，板蓝根15g，紫金牛6g。水煎服。取鲜鸭跖草适量，捣烂外敷。

4. 水肿、热淋　鸭跖草、车前草各30g，天胡荽15g。水煎服，白糖为引。

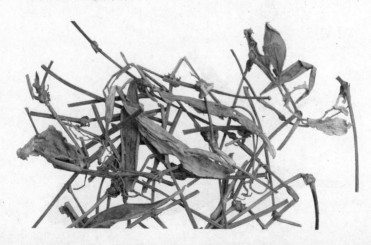

淡竹叶（山鸡米、淡竹米、竹叶门冬青）

【来源】为禾本科植物淡竹叶 *Lophatherum gracile* Brongn. 的茎叶。

【性状鉴别】茎呈圆柱形，有节，表面淡黄绿色，断面中空。叶片披针形，有的皱缩卷曲，长 5～20cm，宽 1～3.5cm；表面浅绿色或黄绿色，叶脉平行，具横行小脉，形成长方形的网格状，下表面尤为明显。体轻，质柔韧。气微，味淡。以叶大、色绿、不带根及花穗者为佳。

【性味功效】甘、淡，寒。清热泻火，除烦止渴，利尿通淋。内服煎汤 6～10g。

【验方精选】

1. 热病烦渴　淡竹叶30g，白茅根30g，金银花12g。水煎。分3～4次服。

2. 口腔炎，牙周炎，扁桃体炎　淡竹叶30～60g，犁头草、夏枯草各15g，薄荷9g。水煎服。

3. 血淋，小便涩痛　淡竹叶30g，生地15g，生藕节30g。水煎服。

4. 肺炎　鲜淡竹叶30g，三桠苦9g，麦冬15g。水煎服。

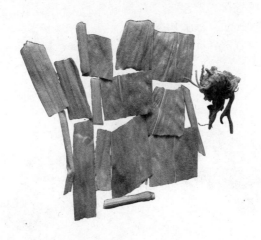

密蒙花（水锦花、疙瘩皮树花、羊耳朵）

【来源】为马钱科植物密蒙花 *Buddleja officinalis* Maxim. 的花蕾及花序。

【性状鉴别】多为花蕾密聚的花序小分枝，呈不规则圆锥状，长1.5～3cm。表面灰黄色或棕黄色，密被茸毛。花蕾呈短棒状，上端略大，长0.3～1cm，直径0.1～2cm；花萼钟状，先端4齿裂；花冠筒状，与萼等长或稍长，先端4裂，裂片卵形；雄蕊4，着生在花冠管中部。质柔软。气微香，味微苦、辛。以花蕾排列紧密、色灰褐、有细毛茸、质柔软者为佳。

【性味功效】甘，微寒。清热泻火，养肝明目，退翳。内服煎汤3～9g。

【验方精选】

1. 肝虚，视力减退　密蒙花、枸杞、菊花、生地、楮实子各12g，木瓜、秦皮各6g。炼蜜为丸，每服9g，日3服。

2. 夜盲　密蒙花、青葙子各15g，草决明12g。研末，放猪肝内煮熟后焙干，加车前子、乌贼骨、夜明砂各9g，研末，早晚各服9g。

3. 眼翳障　密蒙花、黄柏根各3g。研末，炼蜜为丸（直径约7mm）。每服10丸。

4. 目畏光流泪　密蒙花9g，生地黄、黄芩各6g。水煎服。

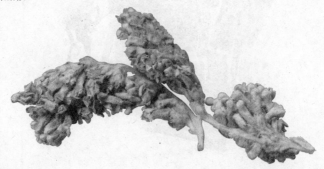

（二）清热燥湿药

白鲜皮（鲜皮、北鲜皮、臭根皮）

【来源】为芸香科植物白鲜 *Dictamnus dasycarpus* Turcz. 的根皮。

【性状鉴别】根皮呈不规则的厚片。外表面灰白色或淡灰黄色，具细纵皱纹及细根痕，常有突起的颗粒状小点；内表面类白色，有细纵纹。质脆，**折断时有粉尘飞扬，切面类白色，略呈层片状。有羊膻气**，味微苦。以条大、肉厚、色灰白、断面分层者为佳。

【性味功效】苦，寒。清热燥湿，祛风解毒。内服煎汤5～10g，外用适量，煎汤洗或研粉敷。

【验方精选】

1. 皮肤湿疹、皮肤瘙痒　白鲜皮、苦参各90g。炼成水丸，每服6g，日2次。并可单用白鲜皮适量，煎汤，外洗，每日1～2次。

2. 急性肝炎　白鲜皮、栀子、大黄各9g，茵陈15g。水煎服。

3. 外伤出血　白鲜皮研细末，外敷。

4. 产后受风　白鲜皮、独活各9g。水煎服。

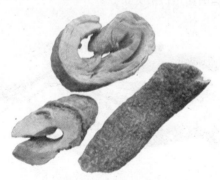

黄柏（檗木、檗皮、黄檗）

【**来源**】为芸香科植物黄檗 *Phellodendron amurense* Rupr. 的树皮。

【**性状鉴别**】树皮呈板片状或浅槽状，长宽不一。**外表面黄绿色或淡棕黄色**，较平坦，有不规则的纵皱纹，皮孔痕小而少见，偶有灰白色的粗皮残留；**内表面黄色或黄棕色**。体轻，质较硬，**断面纤维性**，有的呈裂片状分层，鲜黄色或黄绿色。气微，**味极苦，嚼之有黏性**。以皮厚、断面色黄者为佳。

【**性味功效**】苦，寒。清热燥湿，泻火除蒸，解毒疗疮。内服煎汤 3 ～ 12g。

【**验方精选**】

1. 湿热下注，带下腥臭　黄柏6g，山药、芡实各30g，车前子3g，白果12g。水煎服。

2. 湿热泻痢腹痛，细菌性痢疾　黄柏、秦皮各12g，白头翁15g，黄连6g。水煎服。

3. 胆道感染　黄柏、龙胆草各9g，茵陈蒿30g。水煎服。

4. 鼻中生疮、肿痛　黄柏、槟榔各等份。研细末，入猪脂拌匀。敷患处。

注：同属植物黄皮树 *Phellodendron chinense* Schneid. 的树皮也作中药川黄柏入药。

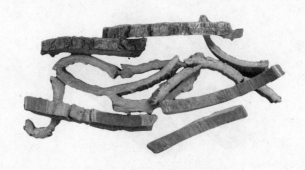

苦参（苦骨、地骨、地参）

【来源】为豆科植物苦参 *Sophora flavescens* Ait. 的根。

【性状鉴别】根呈类圆形或不规则的厚片。外表皮棕黄色或灰棕色，有时可见横长皮孔样突起，**外皮薄，多破裂反卷或脱落，脱落处显黄色或棕黄色，切面黄白色，纤维性。具放射状纹理及裂隙，有的可见同心性环纹。气微，味极苦。**以条匀、断面黄白、味极苦者为佳。

【性味功效】苦，寒。清热燥湿，杀虫，利尿。内服煎汤4.5～9g，外用适量，煎汤洗患处。

【验方精选】

1. 齿缝出血　苦参30g，枯矾3g。共研成细末，每日搽3次。

2. 疥疮　苦参、蛇床子、白矾、荆芥穗各6g。水煎，放温洗患处。

3. 阴蚀疮　苦参、防风、露蜂房、炙甘草各等份。水煎浓汁洗患处。

4. 小儿口疮　苦参、黄丹、五倍子、青黛各等份。研成粉末，敷患处。

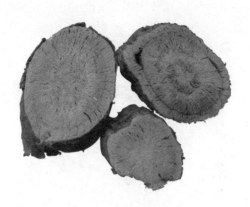

秦皮（秦白皮、蜡树皮）

【来源】为木犀科植物苦枥白蜡树 *Fraxinus rhynchophylla* Hance 的枝皮或干皮。

【性状鉴别】枝皮　呈卷筒状或槽状。外表面灰白色至黑棕色或相间呈斑状，平坦或稍粗糙，并有灰白色圆点状皮孔及细斜皱纹，有的具分枝痕。内表面黄白色或棕色，平滑。质硬而脆，断面纤维性，黄白色。气微，味苦。

干皮　为长条状块片。外表面灰棕色，具龟裂状沟纹及红棕色圆形或横长的皮孔。质坚硬，断面纤维性较强。

均以条长、外皮薄而光滑者为佳。

【性味功效】苦、涩，寒。清热燥湿，收涩止痢，止带，明目。内服煎汤 6～12g，外用适量，煎洗患处。

【验方精选】

1. 热毒泻痢，细菌性痢疾　秦皮、黄柏各 12g，白头翁 15g，黄连 6g。水煎服。

2. 急慢性细菌性痢疾　秦皮 12g，生地榆、椿皮各 9g。水煎服。

注：同属植物白蜡树 *Fraxinus chinensis* Roxb.、尖叶白蜡树 *Fraxinus szabona* Lingelsh. 或宿柱白蜡树 *Fraxinus stylosa* Lingelsh. 的枝皮或干皮也作中药秦皮用。

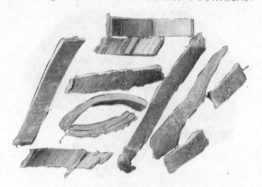

黄芩（腐肠、空肠、条芩）

【来源】为唇形科植物黄芩 *Scutellaria baicalensis* Georgi 的根。

【性状鉴别】根呈圆锥形，扭曲，长8～25cm，直径1～3cm。表面棕黄色或深黄色，有稀疏的疣状细根痕，上部较粗糙，有扭曲的纵皱或不规则的网纹，下部有顺纹和细皱。质硬而脆，易折断，断面黄色，中心红棕色；老根呈暗棕色或棕黑色，中心枯朽状或中空，称为"枯芩"。新根中央坚实，习称"子芩"或"条芩"。气微，味苦。以条长、质坚实、色黄者为佳。

【性味功效】苦，寒。清热泻火，燥湿解毒，止血，安胎。内服煎汤3～10g。

【验方精选】

1. 湿热黄疸　黄芩、秦艽、黑山栀、薄荷各6g，茵陈3g。水煎服。

2. 肺炎、肺结核　黄芩、瓜蒌仁、陈皮、杏仁、枳实、茯苓各9g，胆南星6g，制半夏12g。姜汁为丸。每服6g。

3. 咽喉炎、急性扁桃体炎、胆道感染　黄芩、山栀子仁、薄荷叶各6g，川大黄、朴硝、甘草各9g，连翘24g。研末，每服6g；或水煎服。

4. 胎热不安　黄芩、白术各等份。微炒，研末，炼蜜为丸，每服9g。

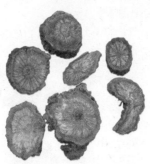

黄连（王连、支连）

【来源】为毛茛科植物黄连 *Coptis chinensis* Franch. 的根茎，习称为"味连"。

【性状鉴别】根茎多集聚成簇，常弯曲，形如鸡爪，单枝根茎长 3 ～ 6cm，直径 0.3 ～ 0.8cm。表面灰黄色或黄褐色，粗糙，有不规则结节状隆起、须根及须根残基，**有的节间表面平滑如茎杆，习称"过桥"。**上部多残留褐色鳞叶，顶端常留有残余的茎或叶柄。质硬，断面不整齐，**皮部橙红色或暗棕色，木部鲜黄色或橙黄色，呈放射状排列，髓部有的中空。**气微，**味极苦。**以身干粗壮、残留叶柄及须根少、质坚实、断面红黄色者为佳。

【性味功效】苦，寒。清热燥湿，泻火解毒。内服煎汤 2 ～ 5g。

【验方精选】

1. 急慢性胃炎、胃及十二指肠溃疡、神经性呕吐　黄连 3g，半夏 12g，黄芩、干姜、人参各 9g，大枣 4 枚，炙甘草 9g。水煎服。

2. 高热烦躁、热毒疮疡　黄连、栀子各 9g，黄芩、黄柏各 6g。水煎服。

3. 神经衰弱、失眠心烦　黄连 12g，黄芩、芍药各 6g，阿胶 9g，鸡子黄 2 枚。先煮前三味，入阿胶烊化，稍冷，入鸡子黄，搅匀，温服。

4. 血热致出血、目赤肿痛、口舌生疮　黄连、黄芩各 5g，大黄 10g。水煎服。

注：同属植物三角叶黄连 *Coptis deltoidea* C. Y. Cheng et Hsiao 或云南黄连 *Coptis teeta* Wall. 的根茎也作中药黄连用，前者习称为"雅莲"，后者习称为"云连"。

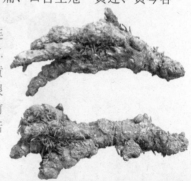

土茯苓（禹余粮、冷饭团）

【来源】为百合科植物光叶菝葜 *Smilax glabra* Roxb. 的根茎。

【性状鉴别】根茎略呈圆柱形，稍扁或不规则条块，有结节状隆起，具短分枝。表面黄棕色或灰褐色，凹凸不平，有坚硬的须根残基，分枝顶端有圆形芽痕，有的外皮现不规则裂纹，并有残留的鳞叶。质坚硬。切片呈长圆形或不规则，边缘不整齐；**切面类白色至淡红棕色，粉性，可见点状维管束及多数小亮点**；质略韧，**折断时有粉尘飞扬，以水湿润后有黏滑感**。气微，味微甘、涩。以断面淡棕色、粉性足者为佳。

【性味功效】甘、淡，平。解毒，除湿，通利关节。内服煎汤15～60g。

【验方精选】

1. 杨梅疮毒　土茯苓15g，五加皮、皂角子、苦参各9g，金银花3g。酒煎服。

2. 寻常疣　土茯苓50g，生地黄30g，苦参15g，紫草5g，黄芩12g，甘草10g。每日1剂，水煎，分4次服。

3. 钩端螺旋体病　土茯苓60g，甘草9g。水煎服。

4. 风湿骨痛，疮疡肿毒　土茯苓500g。去皮，和猪肉炖烂，分数次连渣服。

5. 梅毒　土茯苓60g，千里光30g。水煎浓缩成膏，外搽。

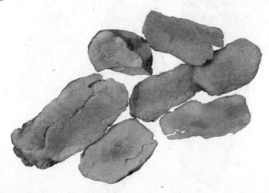

大血藤（过山龙、血藤、血木通）

【**来源**】为木通科植物大血藤 *Sargentodoxa cuneata* (Oliv.) Rehd. et Wils. 的藤茎。

【**性状鉴别**】藤茎呈圆柱形，略弯曲，长 30 ～ 60cm，直径 1 ～ 3cm。表面灰棕色，粗糙，**外皮常呈鳞片状剥落，剥落处显暗红棕色**，有时可见膨大的节及略凹陷的枝痕或叶痕，质硬。切片为类圆形的厚片。**切面皮部红棕色，有数处向内嵌入木部，木部黄白色，有多数细孔状导管，射线呈放射状排列**。气微，味微涩。以身干、条匀、粗如拇指、色棕红或片厚均匀者为佳。

【**性味功效**】苦，平。清热解毒，活血，祛风止痛。内服煎汤 9 ～ 15g。

【**验方精选**】

1. 痛经　大血藤、益母草、龙芽草各 9 ～ 15g。水煎服。

2. 风湿性关节炎　大血藤 30g，五加皮、威灵仙藤叶各 15g。水煎服。

3. 跌打损伤　大血藤、骨碎补各适量。共捣碎，敷伤处。

4. 血崩　大血藤、仙鹤草、茅根各 15g。水煎服。

5. 小儿疳积，蛔虫或蛲虫症　大血藤 15g，或配红石耳 15g，研末，拌红白糖食。

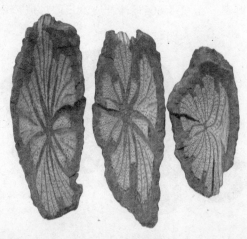

大青叶（蓝叶、蓝菜）

【**来源**】为十字花科植物菘蓝 *Isatis indigotica* Fort. 的叶。

【**性状鉴别**】叶多皱缩卷曲，有的破碎。完整叶片展平后呈长椭圆形至长圆状倒披针形，长5～20cm，宽2～6cm，上表面暗灰绿色，有的可见色较深稍突起的小点；先端钝，全缘或微波状，基部狭窄下延至叶柄呈翼状；叶柄长4～10cm，淡棕黄色。质脆。气微，味微酸、苦、涩。以叶大、色绿者为佳。

【**性味功效**】苦，寒。清热解毒，凉血消斑。内服煎汤9～15g。

【**验方精选**】

1. 流行性感冒　大青叶、板蓝根各30g，薄荷6g。煎水，当茶饮。

2. 咽炎，急性扁桃体炎，腮腺炎　大青叶、鱼腥草、玄参各30g。水煎服。

3. 无黄疸型肝炎　大青叶60g，丹参30g，大枣10枚。水煎服。

4. 预防流行性感冒　大青叶、贯众各50g。水煎，分2次服。

5. 唇边生疮　大青叶30g，绞取汁，洗患处。

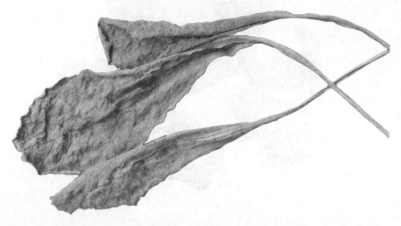

山豆根（苦豆根、广豆根）

【来源】为豆科植物越南槐 *Sophora tonkinensis* Gagnep. 的根及根茎。

【性状鉴别】根茎呈不规则的结节状，顶端常残存茎基，其下着生数条根。根呈长圆柱形，常有分枝，长短不等，直径0.7～1.5cm。**表面棕色至棕褐色，有不规则的纵皱纹及横长皮孔样突起。**质坚硬，难折断。切片呈不规则的类圆形厚片。**切面皮部浅棕色，木部淡黄色。有豆腥气，味极苦。**以条粗、外色棕褐、质坚、味苦者为佳。

【性味功效】苦，寒，有毒。清热解毒，消肿利咽。内服煎汤3～6g。

【验方精选】

1. 喉痹　山豆根、升麻、射干各等份。研末，每服9g。水煎服。

2. 喉癌　山豆根、玄参、大青叶各15g，金荞麦30g。水煎服。每日1剂。

3. 牙龈肿痛　山豆根、白头翁各12g，生石膏15g。水煎服。

4. 霍乱　山豆根粉末9g，以橘皮汤送服。

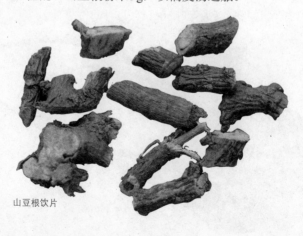

山豆根饮片

（三）清热解毒药

千里光（千里及、九里光、九里明）

【**来源**】为菊科植物千里光 *Senecio scandens* Buch.-Ham. 的地上部分。

【**性状鉴别**】茎呈细圆柱形，稍弯曲，上部有分枝；表面灰绿色、黄棕色或紫褐色，具纵棱，**密被灰白色柔毛**。叶互生，多卷缩破碎，完整者展平后呈长三角形或卵状披针形，有时具1～6侧裂片，边缘具不规则锯齿，**基部戟形或截形，两面有细柔毛。头状花序，总苞钟形，花黄色至棕色，冠毛白色**。气微，味苦。以叶多、色绿者为佳。

【**性味功效**】苦，寒。清热解毒，明目，利湿。内服煎汤15～30g，外用适量，煎水熏洗。

【**验方精选**】

1. 水火烫伤　千里光8份，白及2份。水煎成浓汁，外搽。

2. 风热感冒　鲜千里光30g，爵床、野菊花鲜全草各30g。水煎。分三次服，每日一剂。

3. 毒蛇咬伤　鲜千里光60g，雄黄3g。共捣烂，敷患处。另取鲜全草适量，水煎洗患处。

4. 月经过多，崩漏　千里光60g，小苦麻30g，蒲公英30g。共捣汁，兑红糖服。

5. 急性泌尿系统感染　千里光、穿心莲各30g。水煎服。

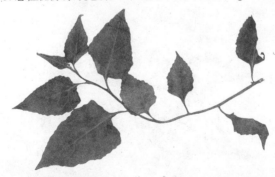

马齿苋（马齿菜、长寿菜、耐旱菜）

【来源】为马齿苋科植物马齿苋 *Portulaca oleracea* L.的地上部分。

【性状鉴别】多皱缩卷曲，常结成团。茎圆柱形，表面黄褐色，有明显纵沟纹。叶对生或互生，易破碎，完整叶片倒卵形，长1～2.5cm，宽0.5～1.5cm；绿褐色，先端钝平或微缺，全缘。花小，3～5朵生于枝端，花瓣5，黄色。蒴果圆锥形，长约0.5cm，内含多数细小种子。气微，味微酸。以株小、质嫩、整齐少碎、叶多、青绿色、无杂质者为佳。

【性味功效】酸，寒。清热解毒，凉血止血，止痢。内服煎汤9～15g，外用适量，捣敷患处。

【验方精选】

1. 肺结核　鲜马齿苋45g，鬼针草、葫芦茶各15g。水煎服。

2. 百日咳　马齿苋30g，百部10g。水煎，加白糖服。

3. 小便尿血，便血　鲜马齿苋绞汁，藕汁等量。每次半杯（约60g），以米汤送服。

4. 黄疸　鲜马齿苋绞汁。每次约30g，开水冲服，每日2次。

5. 风热湿疮痒痛　马齿苋12g，研末，再加入青黛3g，研匀。涂患处，干了再涂。

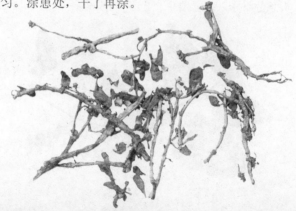

木蝴蝶（玉蝴蝶、千张纸、破布子）

【来源】为紫葳科植物木蝴蝶 *Oraxylum indicum* (L.) Vent. 的种子。

【性状鉴别】种子呈蝶形薄片，除基部外三面延长成宽大菲薄的翅，长 5～8cm，宽 3.5～4.5cm。表面浅黄白色，翅半透明，有绢丝样光泽，上有放射状纹理，边缘多破裂。体轻，剥去种皮，可见一层薄膜状的胚乳紧裹于子叶之外。子叶2，蝶形，黄绿色或黄色，长径 1～1.5cm。气微，味微苦。以张大、色白、有光泽、翼柔软如绸者为佳。

【性味功效】苦、甘，凉。清肺利咽，疏肝和胃。内服煎汤 1～3g。

【验方精选】

1. 急性气管炎，百日咳　木蝴蝶3g，安南子、桑白皮、款冬花各10g，桔梗5g，甘草3g，制成糖浆（止咳糖浆）。

2. 干咳、声音嘶哑、咽痛喉痛　木蝴蝶2.4g，胖大海9g，甘草6g，蝉蜕3g（木蝴蝶汤），水煎服。

3. 慢性咽喉炎　木蝴蝶3g，银花、菊花、沙参、麦冬各9g，煎水代茶饮。

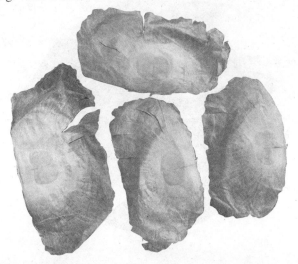

四季青（冬青叶、一口血）

【来源】为冬青科植物冬青 *Ilex chinensis* Sims 的叶。

【性状鉴别】叶呈椭圆形或狭长椭圆形，长 6～12cm，宽 2～4cm。先端急尖或渐尖，基部楔形，边缘有疏浅锯齿。上表面棕褐色或灰褐色，有光泽；下表面色较浅，叶柄长 0.5～1.8cm。革质。气微清香，味苦、涩。以身干、色绿、无枝梗者为佳。

【性味功效】苦、涩，凉。清热解毒，消肿祛瘀。内服煎汤 5～60g，外用适量，水煎外涂。

【验方精选】

1. 感冒，扁桃体炎，急慢性支气管炎　配三脉叶、马蓝各30g，制成煎液90毫升，每天3次分服。

2. 烫伤　冬青叶水煎浓缩成 1∶1 药液，伤面清创后，用棉球蘸药液反复涂搽。

3. 妇人阴肿　配小麦、甘草各等份，煎水洗之。

4. 皮肤皲裂，瘢痕　冬青叶适量烧灰加凡士林、面粉各适量，调成软膏外涂，每天3～5次。

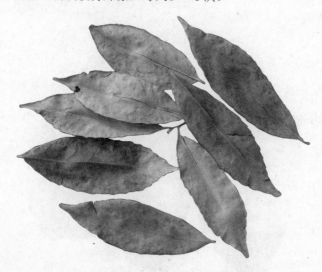

白头翁（白头公、野丈人）

【来源】 为毛茛科植物白头翁 *Pulsatilla chinensis* (Bge.) Regel 的根。

【性状鉴别】 根呈圆柱形或圆锥形，稍扭曲，长6～20cm，直径0.5～2cm。表面黄棕色或棕褐色，有不规则的纵皱纹或纵沟，皮部易脱落，露出黄色木部，有的有网状裂纹或裂隙，近根头部常有朽状凹洞。根头部稍膨大，有白色绒毛，有的可见鞘状叶柄残基。质硬脆，断面黄白色或淡黄棕色，木部淡黄色。气微，味微苦涩。以条粗长、质坚实者为佳。

【性味功效】 苦，寒。清热解毒，凉血止痢。内服煎汤9～15g。

【验方精选】

1. 热毒痢疾　白头翁15g，黄柏12g，黄连6g，秦皮12g，水煎服。

2. 产后血虚热痢　白头翁15g，甘草3g，阿胶9g，黄柏12g，黄连6g，秦皮12g，水煎服。

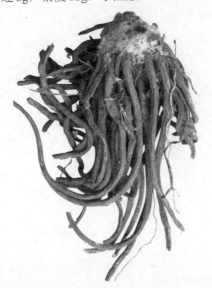

白花蛇舌草（蛇舌草、二叶葎、蛇总管）

【来源】为茜草科白花蛇舌草 *Oldenlandia diffusa* (Willd.) Roxb. 的全草。

【性状鉴别】全草常扭缠成团状，灰绿色至灰棕色。主根细长，粗约0.2cm，须根纤细，淡灰棕色。茎细，卷曲，质脆，易折断，中心髓部白色。叶多皱缩，破碎，易脱落；托叶长0.1～0.2cm。花、果单生或成对生于叶腋，花常具短而略粗的花梗。蒴果扁球形，室背开裂，宿萼顶端4裂，边缘具短刺毛。气微，味淡。

【性味功效】苦、甘，寒。清热解毒，活血消肿，利湿退黄。内服煎汤15～30g。

【验方精选】

1. 肺痈、肺炎　配芦根、鱼腥草各30g，水煎服。

2. 咽喉肿痛或毒蛇咬伤　鲜全草30～60g，水煎服。

3. 疔疮痈肿　白花蛇舌草、一点红、野菊花各30g，银花15g，水煎服。

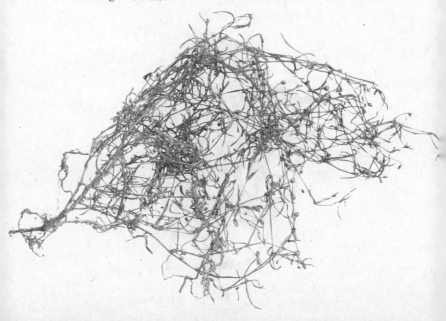

白蔹（白根、野红薯、山地瓜）

【来源】为葡萄科植物白蔹 *Ampelopsis japonica* (Thunb.) Makino 的块根。

【性状鉴别】块根呈长圆形或近纺锤形，长4～10cm，直径1～2cm。切面周边常向内卷曲，中部有1突起的棱线；外皮红棕色或红褐色，有纵皱纹、细横纹及横长皮孔，易层层脱落，脱落处呈淡红棕色。斜片呈卵圆形，长2.5～5cm，宽2～3cm。切面类白色或浅红棕色，可见放射状纹理，周边较厚。体轻，质硬脆，易折断，折断时有粉尘飞出。气微，味甘。以肥大、断面粉红色、粉性足者为佳。

【性味功效】苦，微寒。清热解毒，消痈散结，敛疮生肌。内服煎汤5～10g，外用适量，煎汤洗或研成细粉敷患处。

【验方精选】

　　1. 痈肿　配与制乌头、黄芩各等份，研末，和鸡蛋清调涂。

　　2. 疮口不敛　配白及、络石藤各15g，研细末，干撒疮上。

　　3. 水火烫伤　白蔹适量，研细，敷之。

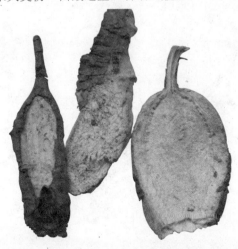

半边莲（集解索、细米草、半边菊）

【来源】为桔梗科植物半边莲 *Lobelia chinensis* Lour. 的全草。

【性状鉴别】全草常缠结成团。根细小，侧生纤细须根。根茎细长圆柱形，直径0.1～0.2cm；表面淡黄色或黄棕色。茎细长，有分枝，灰绿色，节明显。叶互生，无柄；叶片多皱缩，绿褐色，展平后叶片呈披针形或长卵形，叶缘具疏锯齿。花梗细长，花小单生于叶腋，花冠基部筒状。气微特异，味微甘而辛。以茎叶色绿、根黄者为佳。

【性味功效】辛，平。清热解毒，利水消肿。内服煎汤9～15g。

【验方精选】

1. 小儿多发疖肿　半边莲30g，紫花地丁15g，野菊花9g，金银花6g。水煎服，取第3次煎汁洗患处。

2. 疔疮，一切阳性肿毒　鲜半边莲适量，加食盐数粒同捣烂，敷患处，有黄水渗出，渐愈。

3. 水肿，小便不利　配白茅根各30g，水煎，分2次用白糖调服。

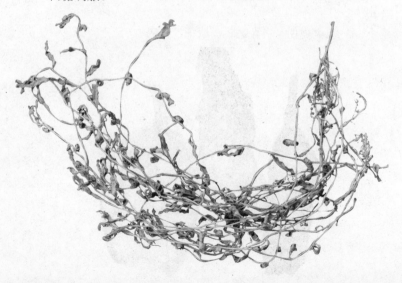

地锦草（铺地草、铺地锦、地瓣草）

【来源】 为大戟科植物地锦草 *Euphorbia humifusa* Willd. 的全草。

【性状鉴别】 全草常皱缩卷曲，根细小。**茎细，呈叉状分枝，表面带紫红色**；质脆，易折断，断面黄白色，中空。单叶对生，具淡红色短柄或无柄；叶片多皱缩或已脱落，展平后成长椭圆形，长 0.5～1cm，宽 0.4～0.6cm；绿色或带紫红色，通常无毛或疏生细柔毛。**杯状聚伞花序单生于叶腋，细小。蒴果三棱状球形**，光滑无毛。种子卵形，褐色。气微，味微涩。以叶色绿、茎色绿褐或带紫红色、具花果者为佳。

【性味功效】 辛，平。清热解毒，利湿退黄，活血止血。内服煎汤 9～20g。

【验方精选】

1. 细菌性痢疾　配铁苋菜、凤尾草各30g，水煎服。

2. 急性尿道感染　配海金沙、爵床各60g，车前草45g，水煎服。

3. 牙龈出血　鲜地锦草，洗净，煎汤漱口。

注：同属植物斑地锦 *Euphorbia maculata* L. 的全草也作中药地锦草用。

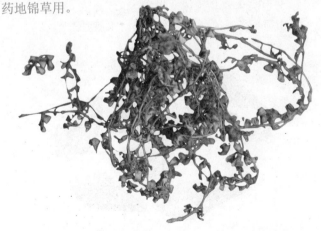

连翘（旱连子、连壳、大翘子）

【来源】 为木犀科植物连翘 *Forsythia suspensa* (Thunb.) Vahl 的果实。

【性状鉴别】 果实呈长卵形至卵形，稍扁，长1～2.5cm，直径0.5～1.3cm。表面有不规则纵皱纹及多数凸起小斑点，两面各有1条明显纵沟。顶端锐尖，基部有小果梗或已脱落。"青翘"多不开裂，表面绿褐色，凸起的灰白色小斑点较少；质硬；种子多数，黄绿色，细长，一侧有翅。"老翘"自顶端开裂或裂成两瓣，表面黄棕色或红棕色，内表面多为浅黄棕色，具一纵隔；质脆；种子棕色，多已脱落。气微香，味苦。"青翘"以色绿、不开裂者为佳；"老翘"以色黄、瓣大、壳厚者为佳。

【性味功效】 苦，微寒。清热解毒，消肿散结，疏散风热。内服煎汤6～15g。

【验方精选】

1. 舌破生疮　连翘15g，黄柏9g，甘草6g，水煎含漱。

2. 瘰疬结核不消，配鬼箭羽、瞿麦、甘草各等份，研细末，每服6g。

3. 上中二焦邪热炽盛　连翘24g，大黄、朴硝、甘草各9g，山栀子仁、薄荷、黄芩各6g，水煎服。

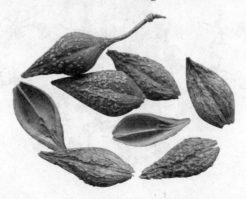

青果（橄榄、白榄、谏果）

【来源】 为橄榄科植物橄榄 *Canarium album* (Lour.) Raeusch. 的果实。

【性状鉴别】 果实呈纺锤形，两端钝尖，长2.5～4cm，直径1～1.5cm。表面棕黄色或黑褐色，有不规则深皱纹。**果肉厚，灰棕色或棕褐色。果核梭形，暗红棕色，具纵棱；**质坚硬，内分3室，各有种子1颗。气微，果肉味涩，久嚼微甜。以个大、坚实、肉厚、味先涩后甜者为佳。

【性味功效】 甘、酸，平。清热解毒，利咽，生津。内服煎汤5～10g。

【验方精选】

1. 咽喉肿痛，声嘶音哑，口舌干燥，吞咽不利　青果（去壳）、桔梗、生寒水石、薄荷各1240g，青黛、硼砂各240g，甘草620g，冰片36g，研末，每服3g。

2. 河豚、鱼、蟹诸毒，诸鱼骨鲠　鲜青果捣汁，或煎浓汤饮。

3. 酒伤昏闷　鲜青果10个，煎汤饮。

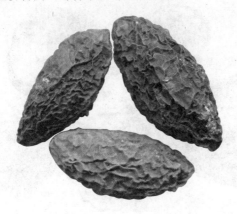

苦瓜（凉瓜、癞瓜、锦荔枝）

【来源】为葫芦科植物苦瓜 *Momordica charantia* L. 的果实。

【性状鉴别】果实呈椭圆形或矩圆形，厚约 0.2～0.8cm，长 3～15cm，宽 0.4～2cm，全体皱缩，弯曲，**果皮浅灰棕色，粗糙，有纵皱或瘤状突起，中间有时夹有种子或种子脱落后留下的空洞，质脆，易断。**气微，味苦。以青边、肉质、片薄、子少者为佳。

【性味功效】苦，寒。祛暑涤热，明目，解毒。内服煎汤 6～15g。

【验方精选】

　1. 治烦热消渴引饮　苦瓜绞汁调蜜冷服。

　2. 治痈肿　鲜苦瓜捣烂敷患处。

　3. 治痢疾　鲜苦瓜捣绞汁 1 小杯泡蜂蜜服。

　4. 肝热目赤疼痛　苦瓜干 15 克，菊花 10 克，水煎服。

　5. 感冒发热，骨痛口苦　苦瓜干 15 克，葱白 10 克，生姜 6 克，水煎服。

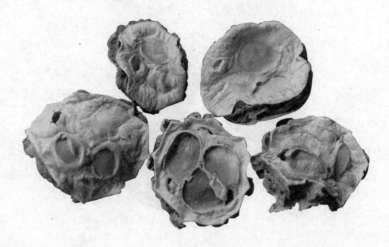

败酱（豆豉草、豆渣草、观音菜）

【**来源**】为败酱科植物白花败酱 *Patrinia villosa* (Thunb.) Juss. 的全草。

【**性状鉴别**】根茎短，长约至10cm，有的具细长的匍匐茎，断面无棕色"木心"；茎光滑，直径可达1.1cm；完整叶卵形或长椭圆形，不裂或基部具1对小裂片；花白色；苞片膜质，多具2条主脉。以干燥、叶多、气浓、无泥沙杂草者为佳。

【**性味功效**】苦、辛，微寒。清热解毒，破瘀排脓。内服煎汤10 ～ 15g。

【**验方精选**】

1. 肠痈脓已成　薏苡仁30g，附子6g，败酱15g，水煎服。

2. 产后腹痛如锥刺　败酱150g，水煎服。

注：同属植物黄花败酱 *Patrinia scabiosaefolia* Fisch. ex Trev. 的全草也作中药败酱用。

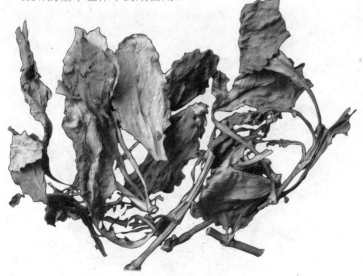

委陵菜（翻白草、根头菜、天青地白）

【来源】为蔷薇科植物委陵菜*Potentilla chinensis* Ser.的全草。

【性状鉴别】根呈圆柱形或类圆锥形，长5～17cm，直径0.5～1cm；表面暗棕色或暗紫红色，有皱纹，粗皮易成片状剥落；根头部膨大；质硬，易折断，**断面皮部薄，暗棕色，常与木部分离，射线呈放射状排列。叶基生，单数羽状复叶，有柄；小叶狭长椭圆形，边缘羽状深裂，下表面及叶柄均密被灰白色柔毛。**气微，味涩、微苦。以无花茎、色灰白、无杂质者为佳。

【性味功效】苦，寒。清热解毒，凉血止痢。内服煎汤9～15g。

【验方精选】

1.便血　委陵菜根15g，小蓟炭12g，大蓟炭9g，水煎服。

2.白带　委陵菜、鸡蛋花各9g，银杏6g，水煎或炖猪蹄食。

3.阿米巴痢疾　委陵菜30g，炒槐花12g，水煎服。

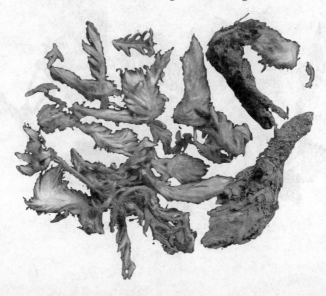

金荞麦（苦荞麦、野荞麦、金锁银开）

【**来源**】为蓼科植物金荞麦*Fagopyrum dibotrys* (D.Don) Hara 的根茎。

【**性状鉴别**】根茎呈不规则团状或圆柱状，**常具瘤状分枝，**长3～15cm，直径1～4cm。表面棕褐色，有横向环节及纵皱纹，密布点状皮孔，并有凹陷的圆形根痕及残存须根。质坚硬，不易折断，**切断面淡黄白色至棕红色，有放射状纹理，中央髓部色较深。**气微，味微涩。以个大、质坚硬者为佳。

【**性味功效**】微辛、涩，凉。清热解毒，排脓祛瘀。内服煎汤15～45g。

【**验方精选**】

　　1. 肺痈，咯吐脓血痰　金荞麦30g，鱼腥草30g，甘草6g，水煎服。

　　2. 细菌性痢疾，阿米巴痢疾　金荞麦15g，焦山楂9g，生甘草6g，煎服，每日1剂，分2次服。

　　3. 喉风喉毒　金荞麦适量，醋磨，漱喉，痰涎去而喉闭自开。

　　4. 痰核瘰疬　鲜金荞麦根捣汁冲酒服，茎叶用水煮烂，和米粉同食。

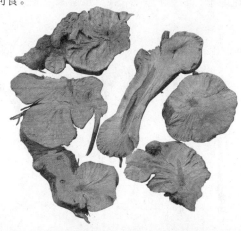

金银花（忍冬花、银花、双花）

【来源】 为忍冬科植物忍冬 *Lonicera japonica* Thunb. 的花蕾或带初开的花。

【性状鉴别】 花蕾呈棒状，上粗下细，略弯曲，长 2～3cm，上部直径约0.3cm，下部直径约0.2cm。**表面黄白色或绿白色（贮久色变深），密被短柔毛。偶见叶状苞片。花萼绿色，先端5裂，裂片有毛，长约0.2cm。开放者花冠筒状，先端二唇形**，雄蕊5，附于筒壁，黄色；雌蕊1，子房无毛。气清香，味淡，微苦。以花蕾大、含苞待放、色黄白、滋润丰满、香气浓者为佳。

【性味功效】 甘，寒。清热解毒，疏散风热。内服煎汤 6～15g。

【验方精选】

1. 外感风热或温病初起　连翘9g，金银花9g，苦桔梗6g，薄荷6g，竹叶4g，生甘草5g，荆芥穗5g，淡豆豉5g，牛蒡子9g，水煎服。

2. 热毒炽盛之脱疽　金银花、玄参各30g，当归15g，甘草6g，水煎服。

3. 火毒结聚之痈疖疔疮　金银花30g，野菊花、蒲公英、紫花地丁、紫背天葵各12g，水煎服。

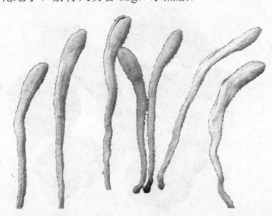

鱼腥草（蕺菜、鱼鳞草、臭腥草）

【来源】为三白草科植物蕺菜 *Houttuynia cordata* Thunb. 的新鲜全草或干燥地上部分。

【性状鉴别】鲜鱼腥草　茎呈圆柱形，长20～45cm，直径0.25～0.45cm，上部绿色或紫红色，下部白色，节明显，下部节上生有须根，无毛或被疏毛。叶互生，叶片心形，长3～10cm，宽3～11cm，先端渐尖，全缘，上表面绿色，密生腺点，下表面常紫红色，叶柄细长，基部与托叶合生成鞘状。穗状花序顶生。具鱼腥气，味涩。

干鱼腥草　茎呈扁圆形，扭曲；表面棕黄色，具纵棱数条；质脆，易折断。叶片卷折皱缩，展平后呈心形，上表面暗绿至暗棕色，下表面灰绿色或灰棕色。穗状花序黄棕色。搓碎有鱼腥气，味涩。

均以叶多、色绿、有花穗、鱼腥气浓者为佳。

【性味功效】辛，微寒。清热解毒，排脓消痈，利尿通淋。内服煎汤15～25g，不宜久煎，鲜品用量加倍。

【验方精选】

　　1.肺痈吐脓、吐血　配天花粉、侧柏叶各等份，水煎服。

　　2. 病毒性肺炎　配厚朴、连翘各9g，研末，另取桑枝30g煎水送服。

　　3. 痈疽肿毒　鱼腥草晒干，研末，蜂蜜调敷。

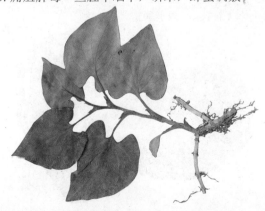

绵马贯众（贯众、贯节、贯仲）

【**来源**】为鳞毛蕨科植物粗茎鳞毛蕨 *Dryopteris crassirhizoma* Nakai 的根茎和叶柄残基。

【**性状鉴别**】根茎呈长倒卵形，长7～20cm，直径4～8cm。表面黄棕色至黑褐色，密被排列整齐的叶柄残基及鳞片，并有弯曲的须根。叶柄残基呈扁圆形，长3～5cm，直径0.5～1cm；表面有纵棱线，质硬。剥去叶柄残基，可见根茎，质坚硬。叶柄残基或根茎的横断面呈深绿色至棕色，有黄白色维管束5～13个，环列。气特异，味初淡而微涩，后渐苦、辛。以个大、质坚实、叶柄残基断面棕绿色者为佳。

【**性味功效**】苦、涩，微寒，有小毒。清热解毒，止血，杀虫。内服煎汤5～10g。

【**验方精选**】

1. 预防感冒和流感　贯众9g（或贯众、桑叶各4.5g），甘草适量，制成颗粒冲剂，开水冲服。

2. 暴吐血，嗽血　贯众30g，黄连（年老者15g，年少者0.9g），捣碎，每服6g，浓煎，糯米汤调服。

3. 妇人崩漏　贯众炭12g，三七9g，研细末，每次6g，日服2次。

4. 钩虫病　生贯众粉，10～16岁每次8g，青壮年15g，50岁以上10g，饭前空腹服，每日2次。

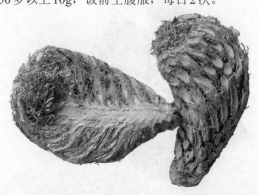

南板蓝根（大蓝根、大青根、土板蓝根）

【**来源**】为爵床科植物马蓝 *Baphicacanthus cusia* (Nees) Bremek. 的根和根茎。

【**性状鉴别**】根茎呈类圆形，多弯曲，有分枝，长 10～30cm，直径0.1～1cm。表面灰棕色，具细纵纹；**节膨大，节上长有细根或茎残基；外皮易剥落，呈蓝灰色。** 质硬而脆，易折断，断面不平坦，**皮部蓝灰色，木部灰蓝色至淡黄褐色，中央有髓。** 根粗细不一，弯曲有分枝，细根细长而柔韧。气微，味淡。以条长、粗细均匀者为佳。

【**性味功效**】苦，寒。清热解毒，凉血消斑。内服煎汤 9～15g。

【**验方精选**】

1. 流行性腮腺炎　南板蓝根30g，或配金银花、蒲公英各15g，水煎服。

2. 热毒疮　南板蓝根、银花藤、蒲公英各30g，土茯苓15g，炖肉送服。

3. 夏季低烧，经久不退　南板蓝根30g，柴胡9g，体虚者加北沙参或孩儿参9g，水煎服。

4. 小儿喘憋性肺炎　南板蓝根、金银花、一枝黄花（4～7岁各4.5g，3岁以下各3g）。水煎服。

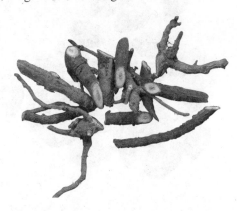

鸦胆子（鸭胆子、老鸦胆）

【**来源**】为苦木科植物鸦胆子 *Brucea javanica* (L.) Merr. 的果实。

【**性状鉴别**】核果卵形，长 0.6～1cm，直径 0.4～0.7cm。表面黑色或棕色，有隆起网状皱纹，网眼呈不规则的多角形，两侧有较明显的棱线，顶端渐尖，基部有凹点状果柄痕。果壳质硬而脆，**种子卵形**，长 0.5～0.6cm，直径 0.3～0.5cm，**表面类白色或黄白色，有网纹**；种皮薄，子叶乳白色，富油性。气微，味极苦。以粒大、饱满、种仁白色、油性足者为佳。

【**性味功效**】苦，寒，有小毒。清热解毒，截疟，止痢；内服煎汤 0.5～2g，用龙眼包裹或装入胶囊吞服。外用适量，腐蚀赘疣。

【**验方精选**】

1. 疟疾　鸦胆子 10 粒，桂圆肉包裹吞服。每日 3 次，第 3 日后减半量，连服 5 天。

2. 疣　鸦胆子去皮，取白色种仁研末，以酒调涂。

3. 鸡眼　鸦胆子捣烂以胶布敷患处，每隔 6 小时换药 1 次。

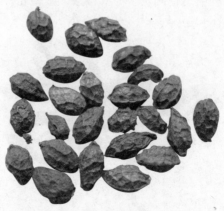

重楼（华重楼、蚤休、七叶一枝花）

【**来源**】为百合科植物七叶一枝花 *Paris polyphylla* Smith var. *chinensis* (Franch.) Hara 的根茎。

【**性状鉴别**】根茎呈结节状扁圆柱形，略弯曲，长 5～12cm，直径 1.0～4.5cm。表面黄棕色或灰棕色，外皮脱落处呈白色；密具层状突起的粗环纹，一面结节明显，结节上具椭圆形凹陷茎痕，另一面有疏生的须根或疣状须根痕。顶端具鳞叶和茎的残茎。质坚实，**断面平坦，白色至浅棕色，粉性或角质**。气微，味微苦、麻。以粗壮、质坚实、断面白色、粉性足者为佳。

【**性味功效**】苦，微寒，有小毒。清热解毒，消肿止痛，凉肝定惊。内服煎汤 3～9g，外用适量，研末调敷。

【**验方精选**】

1. 痈疽疔疮，腮腺炎　重楼9g，蒲公英30g，水煎服。

2. 蛇咬肿毒闷欲死　本品1.8g，续随子7颗（去皮）。研末，酒服1g，并以唾和少许敷咬处。

注：同属植物云南重楼 *Paris polyphylla* Smith var. *yunnanensis* (Franch.) Hand.-Mazz. 的根茎也作中药重楼用。

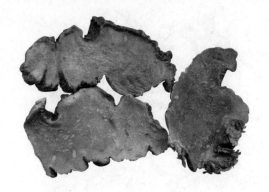

穿心莲（一见喜、榄核莲、斩龙剑）

【**来源**】为爵床科植物穿心莲 *Andrographis paniculata* (Burm. f.) Nees 的地上部分。

【**性状鉴别**】全草长 50～70cm。**茎方柱形，多分枝，节略膨大**；质脆，易折断。单叶对生，叶柄短或近无柄；叶片多皱缩，易碎，完整者展平后呈披针形或卵状披针形，长3～12cm，宽2～5cm，先端渐尖，基部楔形而下延，全缘或波状；**叶面绿色，叶背灰绿色，两面光滑**。气微，味极苦。以色绿、叶多者为佳。

【**性味功效**】苦，寒。清热解毒，凉血，消肿。内服煎汤6～9g。

【**验方精选**】

1. 流感　穿心莲叶研末，每服3g；预防流感，穿心莲叶研细粉，吹入咽喉中，每日1次。

2. 肺炎　配十大功劳叶各15g，陈皮6g，水煎服。

3. 急、慢性喉炎，口腔溃疡　薄荷脑2g，冰片2g，研匀液化，加入穿心莲细粉96g混匀，喷喉或涂患处，每日1～2次。

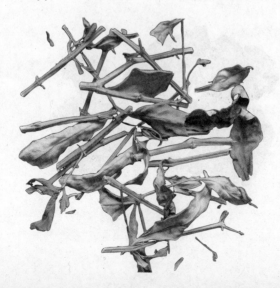

积雪草（崩大碗、马蹄草、雷公根）

【来源】为伞形科植物积雪草 *Centella asiatica* (L.) Urb. 的全草。

【性状鉴别】全草常卷缩成团状。根圆柱形，长2～4cm，直径1～1.5cm；表面浅黄色或灰黄色。茎细长弯曲，黄棕色，有细纵皱纹，**节上常着生须状根**。叶片多皱缩、破碎，**完整者展平后呈近圆形或肾形**，直径1～4cm，灰绿色，边缘有粗钝齿。**伞形花序腋生，短小**。双悬果扁圆形，有明显隆起的纵棱及细网纹。气微，味淡。

【性味功效】苦、辛，寒。清热利湿，解毒消肿。内服煎汤15～30g。

【验方精选】

1. 黄疸型传染性肝炎　鲜品15～30g；或加茵陈15g，栀子6g，白糖15g，水煎服。

2. 一切疗疮，阳性肿毒初起　积雪草、半边莲、犁头草各等份，捣烂外敷患处。

3. 小儿湿热水肿，尿闭　鲜品捣绞汁15～30g，顿温服。

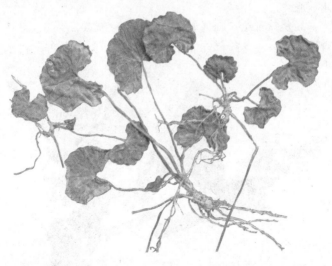

射干（剪刀草、冷水花、夜干）

【来源】为鸢尾科植物射干 *Belamcanda chinensis* (L.) DC. 的根茎。

【性状鉴别】根茎呈不规则结节状，有分枝，长3～10cm，直径1～2cm。上面有数个圆盘状凹陷的茎痕，偶有茎基残存；下面及两侧有残留细根及根痕。切片呈不规则形或长条形的薄片。**外表皮黄褐色、棕褐色或黑褐色，可见残留的须根和须根痕**，有的可见环纹。**切面淡黄色或鲜黄色，具散在筋脉小点或筋脉纹**，有的可见环纹。气微，味苦、微辛。以粗壮、质硬、断面色黄者为佳。

【性味功效】苦，寒。有毒。清热解毒，祛痰利咽。内服煎汤3～10g。

【验方精选】

1. 白喉　射干、山豆根各3g，金银花15g，甘草6g，水煎服。

2. 肺热咳嗽，痰稠色黄　射干、桑皮、马兜铃、桔梗、薄荷、玄参、花粉、贝母、枳壳、甘菊、金银花各等份，水煎服。

3. 痰饮郁结，肺气上逆　射干6g，麻黄、生姜、半夏各9g，紫菀、款冬花各6g，细辛、五味子、大枣各3g，水煎服。

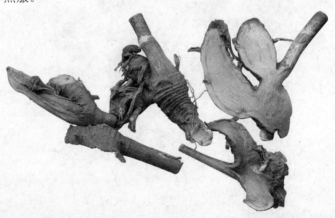

拳参（紫参、虾参、地虾）

【来源】为蓼科植物拳参 *Polygonum bistorta* L. 的根茎。

【性状鉴别】根茎呈扁长条形或扁圆柱形，**弯曲成虾状，两端略尖，或一端渐细**，有的对卷弯曲，长 6 ～ 13cm，直径 1 ～ 2.5cm。表面紫褐色或紫黑色，粗糙，一面隆起，一面稍平坦或略具凹槽，全体密具粗环纹，有残留须根或根痕。切片呈类圆形或近肾形的薄片。**切面浅棕红色或棕红色，平坦，近边缘有一圈黄白色小点（维管束）。**气微，味苦、涩。以个大、质硬、断面浅棕红色者为佳。

【性味功效】苦、涩，微寒。清热解毒，消肿，止血。内服煎汤 5 ～ 10g。

【验方精选】

1. 痈疽疔疮　拳参 12g，紫花地丁 15g，水煎服。

2. 吐血不止　配人参、阿胶珠等份，研末，乌梅汤送服 3g。

3. 急性扁桃体炎　拳参 9g，蒲公英 15g，水煎服。

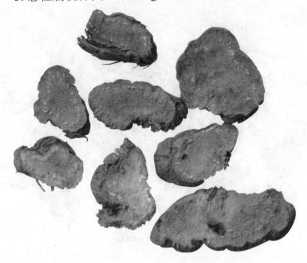

野菊花（苦薏、路边黄、山菊花）

【来源】为菊科植物野菊花 *Chrysanthemum indicum* L. 的头状花序。

【性状鉴别】花序呈类球形，直径0.3～1cm，棕黄色。总苞由4～5层苞片组成，外层苞片卵形或条形，**外表面中部灰绿色或浅棕色，通常被白毛，**边缘膜质；内层苞片长椭圆形，膜质，外表面无毛。总苞基部有的残留总花梗。**舌状花1轮，黄色至棕黄色，皱缩卷曲；管状花多数，深黄色。**体轻。气芳香，味苦。以完整、色黄、气香者为佳。

【性味功效】苦、辛、微寒。清热解毒，泻火平肝。内服煎汤9～15g；外用适量，煎汤外洗或制膏外涂。

【验方精选】

1. 痈疽脓疡，耳鼻咽喉口腔诸阳证脓肿　野菊花、蒲公英各48g，紫花地丁、连翘、石斛各30g，水煎服。

2. 风热目赤肿痛　野菊花15g，夏枯草、千里光各15g，桑叶9g，甘草3g，水煎服。

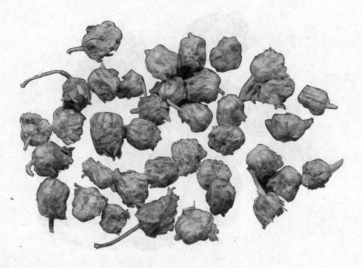

绿豆（青小豆）

【来源】为豆科植物绿豆 *Vigna radiata* (L.) R. Wilczak 的种子。

【性状鉴别】种子呈短矩圆形，长 4～6cm。表面绿黄色、暗绿色、绿棕色，光滑而有光泽。种脐位于种子的一侧，白色，条形，约为种子长的1/2，种皮薄而坚韧，剥离后露出淡黄绿色或黄白色2片肥厚的子叶。气微，嚼之具豆腥气。以粒大、饱满、色绿者为佳。

【性味功效】味甘，性寒。清热，消暑，利水，解毒。内服煎汤15～30g。

【验方精选】

1. 解暑热烦渴　绿豆30g，薏仁15g，水煎服。

2. 解砒霜、附子、巴豆、乌头毒　绿豆120g，甘草60g，水煎服。

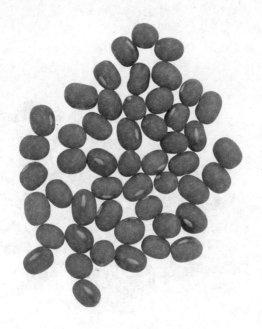

紫花地丁（犁头草、地丁草、铧头草）

【来源】为堇菜科植物紫花地丁 *Viola yedoensis* Makino 的全草。

【性状鉴别】全草皱缩成团。主根长圆锥形，淡黄棕色，有细皱纹。叶基生，灰绿色，展平后叶片呈披针形或卵状披针形，长1.5～6cm，宽1～2cm，先端钝，基部稍心形，边缘具钝锯齿，两面有毛；叶柄细，长2～6cm，上部具明显狭翅。花茎纤细，花瓣5，紫堇色或淡棕色；花瓣距细管状。蒴果椭圆形或3裂，种子多数，淡棕色。气微，味微苦而稍黏。以色绿、根黄者为佳。

【性味功效】苦、辛，寒。清热解毒，凉血消肿。内服煎汤15～30g。

【验方精选】

1. 痈疮疖肿　配野菊花、蒲公英、紫背天葵各12g，银花30g，水煎服，药渣捣敷患处。

2. 麻疹热毒　配连翘各6g，银花、菊花各3g，水煎服。

3. 目赤肿痛　配菊花、薄荷各9g，赤芍6g，水煎服。

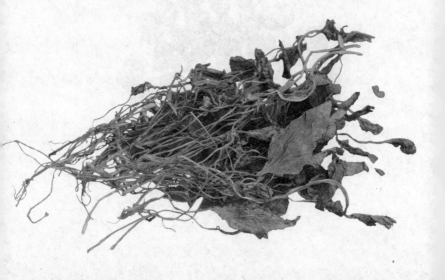

蒲公英（黄花地丁、婆婆丁）

【**来源**】为菊科植物蒲公英 *Taraxacum mongolicum* Hand-Mazz. 的全草。

【**性状鉴别**】全草呈皱缩卷曲的团块。根圆锥形，多弯曲，长3～7cm，棕褐色，根头部有棕褐色或黄白色的茸毛。叶多破碎，完整叶片为倒披针形，绿褐色或暗灰色，先端渐尖或钝，边缘浅裂或羽状分裂，基部渐狭，下延成柄状，下表面主脉明显。头状花序顶生，花冠黄褐色或淡黄白色。有的可见多数具有白色冠毛的长椭圆形瘦果。气微，味微苦。以叶多、色绿、根长者为佳。

【**性味功效**】苦、甘，寒。清热解毒，消肿散结，利尿通淋。内服煎汤10～15g。

【**验方精选**】

1. 急、慢性阑尾炎　配地耳草、半边莲各15g，泽兰、青木香各9g，煎服。

2. 急性黄疸性肝炎　配茵陈蒿、土茯苓、白茅根、田基黄各25g，煎服。

注：同属植物碱地蒲公英 *Taraxacum borealisinense* Kitam. 或同属数种植物的全草也作中药蒲公英用。

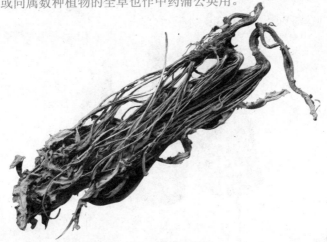

锦灯笼（挂金灯、灯笼果、红灯笼）

【来源】为茄科植物酸浆 *Physalis alkekengi* L. var. *franchetii* (Mast.) Makino 的宿萼或带果实的宿萼。

【性状鉴别】略呈灯笼状，多压扁，长 3 ～ 4.5cm，宽 2.5 ～ 4cm。表面橙红色或橙黄色，**有5条明显的纵棱，棱间有网状的细脉纹**。顶端渐尖，微5裂，基部略平截，中心凹陷有果梗。体轻，质柔韧，中空，或内有棕红色或橙红色果实。果实球形，多压扁，果皮皱缩，内含种子多数。气微，宿萼味苦，果实味甘、微酸。以个大整齐、色红、洁净、不带果柄者为佳。

【性味功效】苦，寒。清热解毒，利咽化痰，利尿通淋。内服煎汤 5 ～ 9g。

【验方精选】

1. 肺热咳嗽，咽干舌燥　锦灯笼9g，杏仁6g，玄参9g，水煎服。

2. 咽喉肿痛　锦灯笼15g，甘草6g，水煎服。

3. 水肿，小便不利　锦灯笼12g，车前草15g，西瓜皮24g，水煎服。

4. 尿路结石　锦灯笼、生车前草各15g，龙胆草3g，红茯苓9g，香樟根3g，水煎服。

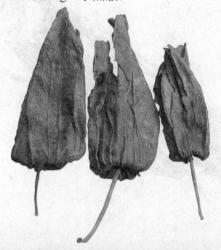

漏芦（大花蓟、火绒草）

【**来源**】为菊科植物祁州漏芦 *Rhaponticum uniflorum* (L.) DC.的根。

【**药材特征**】根呈圆锥形或扁片块状，多扭曲，直径 1～2.5cm。表面暗棕色、灰褐色或黑褐色，粗糙，具纵沟及菱形的网状裂隙。外层易剥落，**根头部膨大，有残茎及鳞片状叶基，顶端有灰白色绒毛**。体轻，质脆，易折断，断面不整齐，灰黄色，有裂隙，中心呈星状裂隙，灰黑色或棕黑色。气特异，味微苦。以条粗、棕黑色、质坚实、不碎裂者为佳。

【**性味功效**】苦，寒。清热解毒，消痈，通乳。内服煎汤 5～9g。

【**验方精选**】

1. 痈肿疮毒　漏芦15g，连翘9g，黄柏12g，大黄、甘草各3g，水煎服。

2. 乳痈红肿　配蒲公英、金银花各15g，土贝母9g，甘草3g，水煎服。

3. 产后缺乳　配王不留行各15g，路路通12g，通草6g，水煎服。

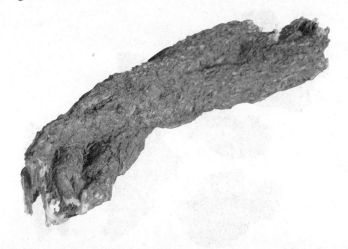

（四）清热凉血药

玄参（北玄参、元参、山当归）

【来源】 为玄参科植物玄参 *Scrophularia ningpoensis* Hemsl. 的根。

【性状鉴别】 根呈类圆柱形，中间略粗或上粗下细，有的微弯，长6～20cm，直径1～3cm。表面灰黄色或棕褐色，有不规则的纵沟、横长皮孔突起及稀疏的横裂纹和须根痕。质坚实，不易折断，断面黑色，微有光泽。气特异似焦糖，味甘、微苦。以水浸泡，水呈墨黑色。以条粗壮、质坚实、断面乌黑者为佳。

【性味功效】 甘、苦、咸，微寒。清热凉血，滋阴降火，解毒散结。内服煎汤9～15g。

【验方精选】

1. 气血两燔　石膏30g，知母12g，玄参、生甘草各10g，水牛角60g，白粳米9g，水煎服。

2. 热毒炽盛之脱疽　金银花、玄参各30g，当归15g，甘草6g，水煎服。

3. 津伤便秘　玄参30g，麦冬、细生地各24g，水煎服。

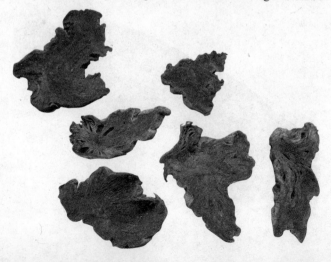

地黄（生地、生地黄）

【来源】为玄参科植物地黄 *Rehmannia glutinosa* Libosch. 的块根。鲜用者习称为"鲜地黄"，缓慢烘焙至八成干者习称为"生地黄"。

【性状鉴别】块根多呈不规则的团块或长圆形，中间膨大，两端稍细，有的细小，长条状，稍扁而扭曲，长6～12cm，直径2～6cm。**表面棕黑色或棕灰色，极皱缩，具不规则的横曲纹。**体重，质较软而韧，不易折断，**断面棕黑色或乌黑色，有光泽，具黏性。**气微，味微甜。以块大、体重、断面乌黑油润、味甘者为佳。

【性味功效】甘，寒。清热凉血，养阴生津。生地黄内服煎汤 10～15g；鲜地黄 12～30g。

【验方精选】

1. 邪热出入营分证　犀角30g，生地黄15g，竹叶心3g，麦冬、银花各9g，丹参、连翘各6g，黄连5g，水煎服。

2. 血热妄行之吐血、衄血　生地黄、生侧柏叶各15g，生荷叶、生艾叶各9g，水煎服。

3. 心经热盛证　生地黄、木通、生甘草各10g，研末，每取10g，与竹叶3g，水煎服。

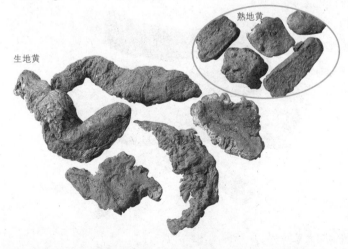

熟地黄

生地黄

赤芍（木芍药、红芍药）

【来源】为毛茛科植物芍药 *Paeonia lactiflora* Pall. 的根。

【性状鉴别】根呈圆柱形，稍弯曲，长5～40cm，直径0.5～3cm。表面棕褐色，粗糙，有纵沟及皱纹，**并有须根痕及横向凸起的皮孔，有的外皮易脱落。质硬而脆，易折断，断面粉白色或粉红色，皮部窄，木部放射状纹理明显，有的有裂隙。**气微香，味微苦、酸涩。以根条粗壮、断面粉白色、粉性大者为佳。

【性味功效】苦，微寒。清热凉血，散瘀止痛。内服煎服6～12g。

【验方精选】

1. 衄血不止　赤芍药粉末，水冲服6g。

2. 少腹寒凝血瘀　当归、蒲黄9g，赤芍、五灵脂6g，延胡索、没药、川芎、官桂、干姜各3g，小茴香1.5g，水煎服。

3. 热灼心营证或热伤血络证或蓄血瘀热证　犀角、生地黄各30g，赤芍12g，牡丹皮9g，水煎服。

注：同属植物川赤芍 *Paeonia veitchii* Lynch 的根也作中药赤芍用。

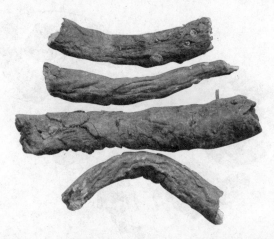

牡丹皮（牡丹根皮、丹皮、丹根）

【来源】为毛茛科植物牡丹 *Paeonia suffruticosa* Andr. 的根皮。采挖除去泥沙后剥取晒干者习称为"连丹皮"，晒干或刮去粗皮后除木心者习称为"刮丹皮"。

【性状鉴别】连丹皮　根皮呈筒状或半筒状，有纵剖开的裂缝，略向内卷曲或张开，长5～20cm，直径0.5～12cm，厚0.1～0.4cm。外表面灰褐色或紫褐色，有多数横长皮孔样突起和细根痕，**栓皮脱落处粉红色；内表面淡灰黄色或浅棕色，有明显的细纵纹，常见发亮的结晶，习称为"亮银星"**。质硬而脆，易折断，断面较平坦，粉性。气芳香，味微苦而涩。

刮丹皮　外表面有刮刀削痕，红棕色或淡灰黄色，或见灰褐色斑点状残存外皮。

均以条粗长、皮厚、无木心、断面粉白色、粉性足、亮银星多、香气浓者为佳。

【性味功效】苦、辛，微寒。清热凉血，活血散瘀。内服煎汤6～12g。

【验方精选】

1. 温病后期，邪伏阴分证　青蒿6g，鳖甲15g，细生地12g，知母6g，丹皮9g，水煎服。

2. 湿热郁滞之肠痈初起　大黄18g，牡丹皮9g，桃仁12g，冬瓜子30g，芒硝9g，水煎服。

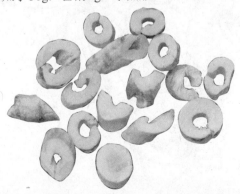

（五）清虚热药

白薇（白龙须、薇草）

【来源】为萝藦科植物白薇 *Cynanchum atratum* Bge. 的根及根茎。

【性状鉴别】根茎粗短，有结节，多弯曲。上面有圆形的茎痕，下面及两侧簇生多数细长的根，根长10～25cm。表面棕黄色，质脆，易折断，断面皮部黄白色，木部黄色，气微，味微苦。以根粗长、色棕黄者为佳。

【性味功效】苦、咸，寒。清热益阴，利尿通淋，解毒疗疮。内服煎汤3～15g。

【验方精选】

1. 产后血虚，低热不退　白薇30g，人参10g，当归15g，甘草3g，水煎服。

2. 热淋，血淋　白薇、芍药等份，研末，每服6g，酒调服。

3. 瘰疬　鲜白薇、鲜天冬各等份，捣绒，敷患处。

注：同属植物蔓生白薇 *Cynanchum versicolor* Bge. 的根及根茎也作中药白薇用。

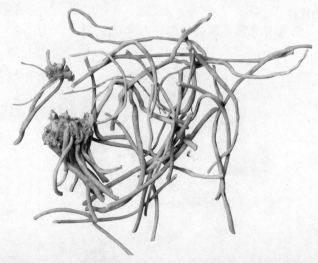

青蒿（黄花蒿、蒿）

【来源】为菊科植物黄花蒿 *Artemisia annua* L. 的地上部分。

【性状鉴别】茎呈圆柱形，上部多分枝，长30～80cm；表面黄绿色至棕黄色，具纵棱线；质略硬，易折断，断面中部有髓。叶互生，暗绿色或棕绿色，卷缩易碎，**完整者展平后为三回羽状深裂，裂片及小裂片矩圆形或长椭圆形，两面被短毛**。气香特异，味微苦。以叶多、质嫩、色绿、气清香者为佳。

【性味功效】苦、微辛，寒。清虚热，除骨蒸，解暑热，截疟，退黄。内服煎汤6～12g，后下。

【验方精选】

1. 治虚劳盗汗、烦热、口干　青蒿500g，取汁熬膏，加入人参末、麦冬末各30g，熬膏制丸，每丸如梧桐子大（约0.2g），每服20丸。

2. 阴虚内热，虚劳骨蒸　银柴胡5g，胡黄连、秦艽、鳖甲、地骨皮、青蒿、知母各3g，甘草2g，水煎服。

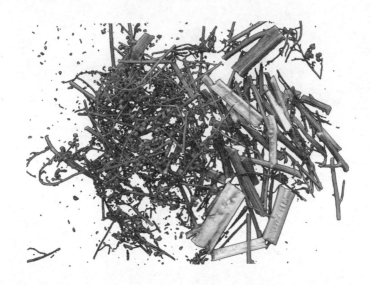

银柴胡（银胡、银夏柴胡）

【**来源**】为石竹科植物银柴胡*Stellaria dichotoma* L. var. *lanceolata* Bge.的根。

【**性状鉴别**】根呈类圆柱形，偶有分枝。表面浅棕黄色至浅棕色，有扭曲的纵皱纹及支根痕，多具孔穴状或盘状凹陷，习称为"砂眼"，从砂眼处折断可见棕色裂隙中有细砂散出，根头部略膨大，有密集的呈疣状突起的芽苞、茎或根茎的残基，习称为"珍珠盘"。质硬而脆，易折断，断面不平坦，较疏松，有裂隙，皮部甚薄，木部有黄、白色相间的放射状纹理。气微，味甘。以根长均匀、根顶有"珍珠盘"、外皮淡黄色、断面黄白色者为佳。

【**性味功效**】甘、苦，凉。清虚热，除疳热。内服煎汤5～10g。

【**验方精选**】

阴虚内热，骨蒸盗汗　银柴胡5g，胡黄连、秦艽、醋鳖甲、地骨皮、青蒿、知母各3g，甘草2g，水煎服。

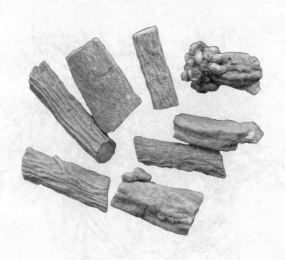

三、泻下药

大黄（雅黄、南大黄、马蹄大黄）

【来源】为蓼科植物药用大黄 *Rheum officinale* Baill. 的根及根茎。

【性状鉴别】根及根茎呈类卵圆形、圆柱形、圆锥形或不规则块状，长 3 ~ 17cm，直径 3 ~ 10cm。除尽外皮者表面黄棕色至红棕色，**有的可见类白色网状纹理和星点（异型维管束）散在**，残留的外皮呈棕褐色，多见绳孔及粗皱纹。质坚实，有的中心稍松软，断面淡红棕色或黄棕色，显颗粒性；**根茎髓部宽，有星点环列或散在**；根木部发达，具放射状纹理，形成层环明显，无星点。气清香，味苦而微涩，**嚼之粘牙，有沙粒感**。以质坚实、气清香、味苦而微涩者为佳。

【性味功效】苦，寒。泻下攻积，清热泻火，凉血解毒，逐瘀通经，利湿退黄。内服煎汤 3 ~ 15g。用于泻下，不宜久煎。

【验方精选】

1. 寒积实证　大黄、制附子各9g，细辛3g，水煎服。

2. 脾阳不足，冷积内停　大黄12g，附子、人参各9g，干姜6g，甘草6g，水煎服。

3. 血热妄行之出血证　大黄10g，黄连、黄芩各5g，水煎服。

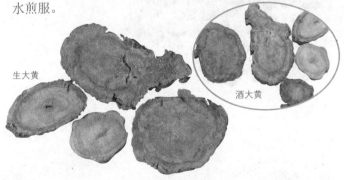

生大黄

酒大黄

千金子（续随子、小巴豆、拒冬子）

【来源】为大戟科植物续随子 *Euphorbia lathyris* L.的种子。

【性状鉴别】种子呈椭圆形或倒卵形，长约0.5cm。表面灰棕色或灰褐色，具不规则网状皱纹，网孔凹陷处灰黑色，形成细斑点。一侧有纵沟状种脊，顶端为突起的合点，下端为线形种脐，基部有类白色突起的种阜或脱落后的痕迹。种皮薄脆，种仁白色或黄白色，富油质。气微，味辛。以粒大饱满、种仁色白、油性足者为佳。

【性味功效】辛，温，有毒。逐水消肿，破血消癥。内服煎汤1～2g，去壳或锤霜去油用，外用适量。

【验方精选】

1. 血瘀经闭　千金子3g，丹参、制香附各9g，煎服。
2. 去疣赘　千金子熟时破之，以涂其上，便落。

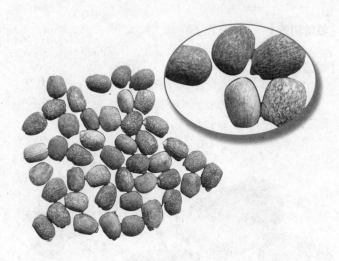

火麻仁（麻子仁、火麻、大麻仁）

【**来源**】为桑科植物大麻 *Cannabis sativa* L. 的果实。

【**性状鉴别**】果实呈卵圆形，长4～5.5cm。表面呈灰绿色或灰黄色，有微细的白色或棕色网纹，两边有棱，顶端略尖，基部有1圆形果梗痕。果皮薄而脆，易破碎。种皮绿色，子叶2，乳白色，富油性。气微，味淡。以颗粒饱满、种仁乳白色者为佳。

【**性味功效**】甘，平。润肠通便。内服煎汤10～15g。

【**验方精选**】

　　肠胃燥热之便秘证　火麻仁20g，芍药9g，枳实9g，大黄12g，厚朴9g，杏仁10g。研末，炼蜜为丸，每服9g。

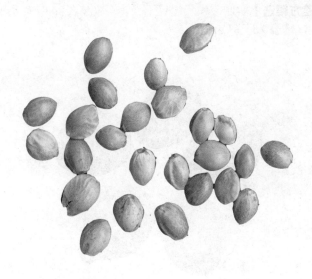

巴豆（巴果、老阳子、刚子）

【**来源**】为大戟科植物巴豆 *Croton tiglium* L. 的果实。

【**性状鉴别**】果实呈卵圆形，一般具3棱，长1.8～2.2cm，直径1.4～2cm。表面灰黄色或稍深，粗糙，有纵线6条，顶端平截，基部有果梗痕。果壳内有3室，每室含1粒种子。种子呈椭圆形，长1.2～1.5cm，直径0.7～0.9cm，表面棕色或灰棕色，一端有小点状的种脐及种阜的疤痕，另一端有微凹的合点，其间有隆起的种脊；外种皮薄而脆，内种皮呈白色薄膜；种仁黄白色，油质。气微，味辛辣。以种子饱满、种仁黄白色者为佳。

【**性味功效**】辛，热，大毒。泻下寒积，逐水消肿，祛痰利咽，蚀疮杀虫。内服0.1～0.3g；外用适量。

【**验方精选**】实寒冷积　巴豆、大黄、干姜各30g，做成散剂，每服0.5～1.5g。

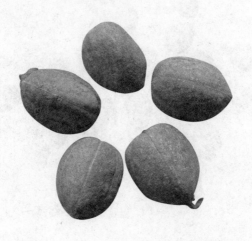

甘遂（甘泽、猫儿眼、化骨丹）

【来源】为大戟科植物甘遂 *Euphorbia kansui* T.N. Liou.ex T.P.Wang 的块根。

【性状鉴别】块根呈椭圆形、长圆柱形或连珠形，长 1～5cm，直径0.5～2.5cm。表面类白色或黄白色，**凹陷处有棕色栓皮残留**。质脆，易折断，**断面粉性，白色，木部淡黄色，略显放射状纹理**；长圆柱状者纤维性较强。气微，味微甘而辣。以肥大、色白、粉性足者为佳。

【性味功效】苦，寒；有毒。泻水逐饮，消肿散结。内服 0.5～1.5g；外用适量。

【验方精选】

1. 悬饮或实水证　芫花、甘遂、大戟各等份，研末，每服1g，以大枣10枚煎汤送服。

2. 水热互结之结胸证　大黄10g，芒硝10g，甘遂1g。水煎大黄，溶芒硝，冲甘遂末。

3. 卒肿满，身面皆肿大　甘遂末1g，猪肾1枚，分作7片，入甘遂末炙熟。每日1次。

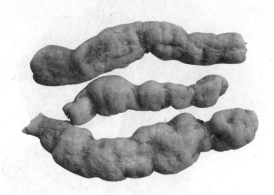

芦荟（卢会、讷会）

【**来源**】为百合科植物库拉索芦荟 *Aloe barbadensisi* Miller 的叶汁经浓缩的干燥品。习称为"老芦荟"。

【**性状鉴别**】干燥品呈不规则块状，常破裂为多角形，大小不一。**表面呈暗红褐色或深褐色，无光泽。**体轻，质硬，不易破碎，**断面粗糙或显麻纹。富吸湿性。**有特殊臭气，味极苦。以气味浓烈，溶于水后无杂质及泥沙者为佳。

【**性味功效**】苦，寒。泻下通便，清肝泻火，杀虫疗疳。内服 2 ～ 5g，宜入丸散；外用适量，研末敷患处。

【**验方精选**】

1. 热结便秘，兼见心肝火旺，烦躁失眠　朱砂15g，芦荟21g，研细，每服3.6g。

2. 肝经实热证　当归、栀子、黄连、黄芩、黄柏各30g，龙胆草15g，芦荟、大黄各15g，木香5g，麝香1.5g，研末，每服6g。

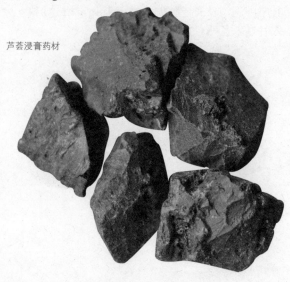

芦荟浸膏药材

郁李仁（郁子、李仁肉、小李仁）

【来源】为蔷薇科植物郁李 *Prunus japonica* Thunb. 的种子。

【性状鉴别】种子呈卵形，长0.5～0.8cm，直径0.3～0.5cm。表面黄白色至浅棕色。**一端尖，另一端钝圆。**尖端一侧有线形种脐，圆端中央有深色合点，**自合处散出多条棕色维管束脉纹。**种皮薄，温水浸泡后，种皮脱落，内有白色的残余胚乳；子叶2片，乳白色，富油质。气微，味微苦。以颗粒饱满、淡黄白色、整齐不碎、不出油、无核壳者为佳。

【性味功效】辛、苦、甘，润肠通便，利水消肿。内服煎汤6～9g。

【验方精选】

1. 津枯便秘　桃仁15g，杏仁15g，柏子仁9g，松子仁5g，郁李仁5g，陈皮20g，水煎服。

2. 水气，四肢浮肿，上气喘急，二便不通　郁李仁、杏仁、薏苡仁各30g，研末，以米糊制成约0.2g的丸子，每服40丸。

注：同属的欧李 *Prunus humilis* Bge. 或长柄扁桃 *Prunus pedunculata* Maxim. 的种子也作中药郁李仁用。

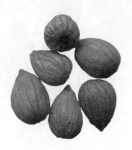

京大戟（大戟、下马仙）

【来源】为大戟科植物大戟 *Euphorbia pekinensis* Rupr. 的根。

【性状鉴别】根呈不规则长圆锥形，略弯曲，常有分枝，长10～20cm，直径1.5～4cm。表面灰棕色或棕褐色，粗糙，具纵皱纹、横向皮孔样突起及支根痕。顶端膨大，有多数茎基及芽痕。质坚硬，不易折断，断面类棕黄色或类白色，纤维性。气微，味微苦涩。以条粗、断面色白者为佳。

【性味功效】苦、辛，寒，有毒。泻水逐饮，消肿散结。内服煎汤1.5～3g。

【验方精选】

1. 祛痰逐饮　甘遂、大戟、白芥子各等份，研末，制成糊丸如梧子大，饭后临卧，用淡姜汤送服5～10丸。

2. 淋巴结核　大戟60g，鸡蛋7个，水煮3小时，将蛋取出，每早食鸡蛋1个，7天1疗程。

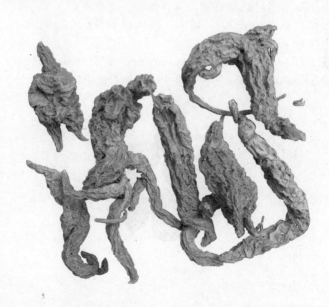

牵牛子（黑丑、白丑、二丑）

【来源】为旋花科裂叶牵牛 *Pharbitiss nil* (L.) Choisy 的种子。

【性状鉴别】种子似橘瓣状，长0.4～0.8cm，宽0.3～0.5cm。表面灰黑色（黑丑）或淡黄白色（白丑），**背面弓状隆起，两侧面稍平坦**，略具皱纹，背面正中有一条浅纵沟，腹面棱线下端为类圆形浅色种脐，微凹。质坚硬，横切面可见淡黄色或黄绿色皱缩折叠的子叶2片。**水浸后种皮呈龟裂状，有明显黏液**，气微，味辛、苦、有麻舌感。以颗粒饱满、无果皮等杂质者为佳。

【性味功效】苦、辛，寒。有毒。泻下通便，消痰涤饮，杀虫攻积。内服煎汤3～6g。

【验方精选】

1. 停饮肿满　牵牛子20g，炒茴香5g，或加木香5g。研细末，以生姜汁调服3～6g。

2. 水热内壅，气机阻滞证　牵牛子120g，甘遂、芫花、大戟各30g，大黄60g，青皮、陈皮、木香、槟榔各15g，轻粉3g。研末为丸，每服3～6g。

注：同属植物圆叶牵牛 *Pharbitis purpurea* (L.) Voigt 的种子也作中药牵牛子用。

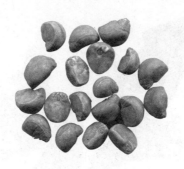

商陆（牛大黄、章柳根、山萝卜）

【来源】 为商陆科植物垂序商陆 *Phytolacca americana* L. 的根。

【性状鉴别】 根常为横切或纵切的块片，大小厚薄不一，切面浅黄棕色或黄白色，周边灰黄或灰棕色，皱缩。**横切面弯曲不平，具多数同心环状突起，习称为"罗盘纹"**；纵切面弯曲或卷曲，表面凹凸不平，木部呈多数隆起的平行条纹，韧皮部下凹，质硬。气微，味稍甜后微苦，久嚼麻舌。以块片大、色黄白、"罗盘纹"明显但数量少、有粉性者为佳。

【性味功效】 苦，寒，有毒。逐水消肿，通利二便，解毒散结。内服煎汤 3 ～ 10g；外用适量。

【验方精选】

1. 水气通身洪肿，喘呼气急，烦躁多渴，二便不利　泽泻、商陆、炒赤小豆、羌活(去芦)、大腹皮、椒目、木通、秦艽(去芦)、茯苓皮、槟榔。以上各药等份，细切，每服12g，加生姜5片，水煎服。

2. 产后血瘀致疼痛　商陆、当归各0.3g，紫葳、蒲黄各30g。捣为散剂，空腹酒调服6g。

3. 疮伤水毒　商陆根捣烂，布裹熨之，冷即易之。

注： 同属植物商陆 *Phytolacca acinosa* Roxb. 的根也作中药商陆用。

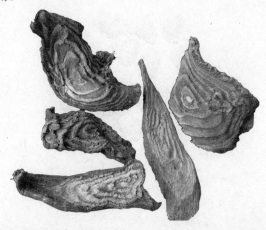

四、祛风湿药

（一）祛风寒湿药

丁公藤（麻辣子、包公藤）

【来源】为旋花科植物丁公藤 *Erycibe obtusifolia* Benth. 的藤茎。

【性状鉴别】藤茎多为斜切的段或片，直径 1 ～ 10cm。外皮灰黄色、灰褐色或浅棕色，稍粗糙，**有浅沟槽及不规则纵裂纹或龟裂纹，点状或疣状皮孔黄白色，老栓皮呈薄片剥落**。质坚硬，纤维较多，不易折断。切面椭圆形，黄褐色或浅黄棕色，**异型维管束呈花朵状或块状，木质部导管呈点状**。气微，味淡。以粗壮，均匀者为佳。

【性味功效】辛，温，有小毒。祛风除湿，消肿止痛。内服煎汤 3 ～ 6g；外用适量。

注：同属植物光叶丁公藤 *Erycibe schmidtii* Craib 的藤茎也作中药丁公藤用。

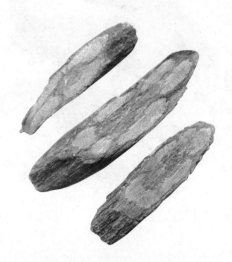

木瓜（皱皮木瓜、铁脚梨、木瓜实）

【来源】为蔷薇科植物贴梗海棠 *Chaenomeles speciosa* (Sweet) Nakai 的近成熟果实。

【性状鉴别】果实呈长圆形，多纵剖成两半，长4～9cm，宽2～5cm，厚1～2.5cm。外表面紫红色或红棕色，有不规则的深皱纹；剖面边缘向内卷曲，果肉红棕色，中心部分凹陷，棕黄色；种子扁长三角形，多脱落，质坚硬。气微清香，味酸。以外皮皱缩、肉厚、内外紫红色、质坚实、味酸者为佳。

【性味功效】酸，温。舒筋活络，和胃化湿。内服煎汤6～9g。

【验方精选】

1. 脐下绞痛　木瓜1～2片，桑叶7片，大枣3枚（碎之），水煎服。

2. 寒湿脚气　槟榔15g，陈皮、木瓜各9g，吴茱萸、紫苏叶各3g，桔梗、生姜各5g，水煎服。

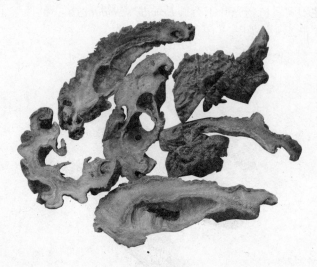

伸筋草（宽筋草、抽筋草、筋骨草）

【来源】为石松科石松 *Lycopodium japonicum* Thunb. 的全草。

【性状鉴别】匍匐茎呈细圆柱形，略弯曲，长可达2米，其下有黄白色细根；直立茎作二叉分枝。叶密生茎上，螺旋状排列，皱缩弯曲，线形或针形，长0.3～0.5cm，黄绿色至淡黄棕色，无毛，先端芒状，全缘，易碎。质柔软，断面皮部浅黄色，木部类白色。无臭，味淡。以茎长、色黄绿，无杂质者为佳。

【性味功效】微苦、辛，温。祛风除湿，舒筋活血。内服煎汤3～12g。

【验方精选】

1. 关节疼痛　伸筋草9g，虎杖根15g，大血藤9g，水煎服。

2. 关节酸痛，手足麻痹　伸筋草30g，丝瓜络、爬山虎各15g，大活血9g，水酒各半煎服。

3. 跌打损伤　伸筋草15g，苏木、土鳖虫各9g，红花6g，水煎服。

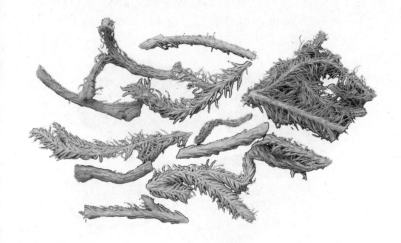

油松节（黄松木节、油松节、松郎头）

【来源】为松科植物马尾松 *Pinus massoniana* Lamb. 的瘤状节或分枝节。

【性状鉴别】节呈扁圆节段状或不规则的片块状，长短粗细不一。**外表面黄棕色或灰棕色，有时带有棕色至黑棕色油斑，或有残存的栓皮。**质坚硬，横截面木部淡棕色，**心材色稍深，可见明显的年轮环纹，显油性**；髓部小，淡黄棕色。纵断面具纵直或扭曲纹理。微有松脂香气，味微苦辛。以体大、色红棕、油性足者为佳。

【性味功效】苦、辛，微寒。祛风除湿，通络止痛。内服煎汤 10～15g；外用适量。

【验方精选】

1. 风湿致全身疼痛　松节 300g，锤碎煮水去渣，加熟糯米、酒曲酿酒，温服。

2. 牙痛不止　松节 3g（磨粉），槐白皮、地骨皮各 3g，磨粉加水煮至微沸，热含冷吐。

3. 水田皮炎　松节、艾叶各适量，酒精浸泡，涂敷患处。

注：同属植物油松 *Pinus tabulaeformis* Carr.、赤松 *Pinus densiflora* Sieb. Et Zucc. 或云南松 *Pinus yunnanensis* Franch. 等枝干的结节也作中药油松节用。

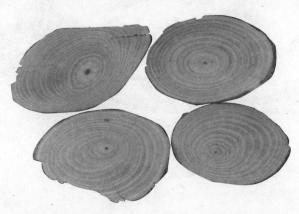

草乌（草乌头、乌头、北乌头）

【**来源**】为毛莨科植物北乌头 *Aconitum kusnezoffii* Reichb. 的块根。

【**性状鉴别**】块根呈不规则长圆锥形，略弯曲，长 2～7cm，直径0.6～1.8cm。顶端常有残茎和少数不定根残基，有的顶端一侧有一枯萎的芽，一侧有一圆形不定根残基。表面灰褐色或黑棕褐色，有纵皱纹、点状须根痕和数个瘤状侧根。质硬，断面灰白色或暗灰色，有裂隙，形成层环纹多角形或类圆形，髓部较大或中空。气微，味辛辣、麻舌。以个大、肥壮、质坚实、粉性足、残基及须根少者为佳。

【**性味功效**】辛、苦，热，有大毒。祛风除湿，温经止痛。内服煎汤3～6g。

【**验方精选**】

1. 寒湿脚气，四肢骨节疼痛剧烈　草乌（煮熟去黑皮，研末）、苍术、甘草各0.3g，研细末，酒调服。

2. 脚气肿痛及跌打损伤　草乌、干姜、五灵脂各30g，浮小麦0.3g，研细末，加醋熬成膏，敷患处。

3. 跌打损伤　草乌、乳香、没药、五灵脂各90g，生麝香少许，研末，以酒和丸如指头大，朱砂15g为衣。每服1丸。

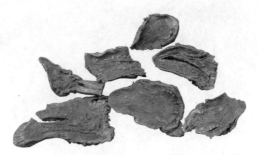

威灵仙（能消、铁脚威灵仙、灵仙）

【**来源**】为毛茛科植物威灵仙 *Clematis chinensis* Osbeck 的根及根茎。

【**性状鉴别**】根茎横长，长1.5～10cm，直径0.3～1.5cm；表面棕黄色，顶端常残留茎基；质较坚韧，**断面纤维性；下方丛生多数细根**。根细长圆柱形，稍弯曲，长7～15cm；表面棕褐色，有细纵纹。质硬脆，易折断，**断面木部淡黄色，略呈方形**。气微，味淡。以根粗、条匀、断面灰白色、质脆、茎基残留短者为佳。

【**性味功效**】辛、咸，温。祛风湿，通经络。内服煎汤6～10g。

【**验方精选**】

1. 风湿痹证　甘草、威灵仙各500g，煎水放温后浸洗。

2. 骨鲠　威灵仙36g，砂仁30g，砂糖适量，水煎服。

3. 手足麻痹　威灵仙15g，生川乌、五灵脂各12g，研末做丸，盐汤送服，忌茶。

注：同属植物棉团铁线莲 *Clematis hexapetala* Pall. 或东北铁线莲 *Clematis manshuria* Rupr. 的根及根茎也作中药威灵仙用。

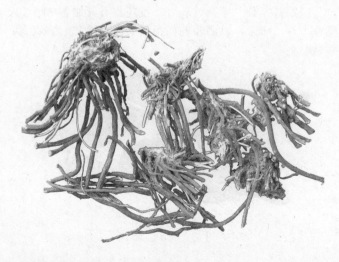

路路通（枫实、枫果、枫香果）

【**来源**】为金缕梅科植物枫香树 *Liquidambar formosana* Hance 的果序。

【**性状鉴别**】聚花果由多数小蒴果集合而成，呈球形，直径 2～3cm。基部有总果梗。表面灰棕色或棕褐色，有多数尖刺及喙状小钝刺，常折断，小蒴果顶部开裂，呈蜂窝状小孔。体轻，质硬，不易破开。气微，味淡。以个大、色黄、无泥、无果柄者为佳。

【**性味功效**】苦，平。祛风活络，利水通经。内服煎汤 5～9g。

【**验方精选**】

1. 产后小便不利　路路通10g，芍药20～25g，黄芪15g，炙甘草15g，水煎服。

2. 治癣　路路通10个(烘焙后研末)，白矾1.5g，研末混匀，香油搽。

3. 耳鸣　路路通15g，水煎做茶饮。

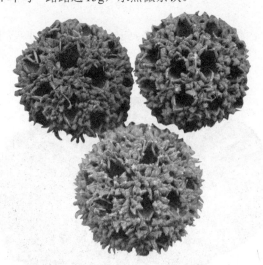

（二）祛风湿热药

飞天蠄蟧（龙骨风、大贯众）

【**来源**】为桫椤科植物桫椤 *Cyathea spinulosa* Wall. 的茎。

【**性状鉴别**】茎呈圆柱形或扁圆柱形，直径6～12cm；表面棕褐色或黑褐色，常附有密集的不定根断痕和大型叶柄痕，每一叶柄痕近圆形或椭圆形，直径约4cm，下方有凹陷，边缘有多数排列紧密的叶迹维管束，中间也有维管束散在；质坚硬，断面常中空，周围的维管束排成折叠状，形成隆起的脊和纵沟；气微，味苦、涩。以个大、质坚实、叶柄残断面棕色为佳。

【**性味功效**】苦、涩，凉。祛风利湿，活血祛瘀，清热止咳。内服煎汤15～30g。

【**验方精选**】

1. 小肠气痛　飞天蠄蟧15g，猪小肚1个。煎汤服。

2. 哮喘咳嗽　飞天蠄蟧15g，陈皮9g，猪肉适量。煎汤服。

3. 内伤吐血　飞天蠄蟧15g，猪瘦肉适量。煎汤服。

4. 骨痛，腹痛，风火牙痛　飞天蠄蟧15g。水煎冲酒服。

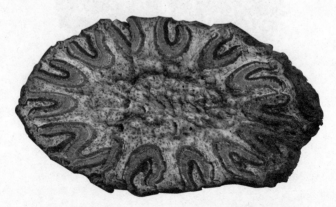

丝瓜络（丝瓜筋、丝瓜布、丝瓜布）

【**来源**】为葫芦科植物丝瓜*Luffa cylindrica* (L.) Roem. 果实的维管束。

【**性状鉴别**】由丝状维管束交织而成，多呈长棱形或长圆筒形，略弯曲，长30～70cm，直径7～10cm。表面淡黄白色。体轻，**质韧，有弹性，不能折断**。横切面可见子房3室，呈空洞状。气微，味淡。以长条个大、去除外皮、网状维管束黄白色者为佳。

【**性味功效**】甘，凉。祛风，通络，活血，下乳。内服煎汤5～12g。

【**验方精选**】

1. 风湿性关节痛　丝瓜络15g，忍冬藤24g，威灵仙12g，鸡血藤15g，水煎服。

2. 心气痛　丝瓜络15g，橘络3g，丹参10g，薤白12g，水煎服。

3. 乳少不通　丝瓜络30g，无花果60g，炖猪蹄或猪肉服。

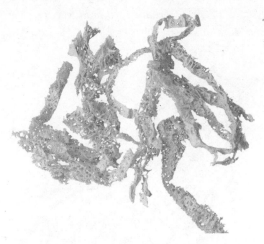

老鹳草（老官草、老鸹嘴、五叶草）

【来源】为牻牛儿苗科植物牻牛儿苗 *Erodium stephanianum* Willd. 的地上部分，习称为"长嘴老鹳草"。

【性状鉴别】茎长30～50cm，多分枝，节膨大。表面有纵沟纹及稀疏茸毛。质脆，断面黄白色，有的中空。叶对生，叶柄细长，**叶片卷曲皱缩，质脆易碎，完整者为二回羽状深裂，裂片披针线形**。果实长圆形，长0.5～1cm。**宿存的花柱形似鹤喙**，长2.5～4cm。气微，味淡。以灰绿色、果实多、无根及泥土者为佳。

【性味功效】辛、苦，平。祛风湿，通经络，止泻痢。内服煎汤9～15g。

【验方精选】

1. 腰扭伤　老鹳草根30g，苏木15g，水煎后加血余炭9g冲服。

2. 风湿痹痛　老鹳草250g，桂枝、当归、赤芍、红花各18g，酒1升浸一周，滤过，每日饮用适量。

3. 急慢性肠炎、痢疾　老鹳草18g，红枣9枚。煎浓汤。

注：同属植物老鹳草 *Geranium wilfordii* Maxim. 或野老鹳草 *Geranium carolinianum* L. 的地上部分也作中药老鹳草用，习称为"短嘴老鹳草"。

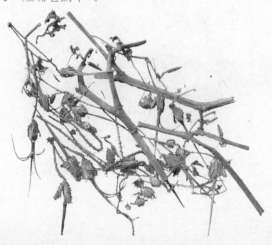

防己（汉防己、瓜防己）

【来源】为防己科植物粉防己 *Stephania tetrandra* S. Moore 的根。

【性状鉴别】根呈不规则圆柱形、半圆柱形或块状，多弯曲，长5～10cm。直径1～5cm。表面淡灰黄色，**在弯曲处常有深陷横沟而成结节状的瘤块样**。体重，质坚实，断面有排列较稀疏的放射状纹理。**显车轮纹状**，平坦，灰白色，富粉性。气微，味苦。以质坚实、断面色白、粉性足者为佳。

【性味功效】苦、辛，寒。祛风止痛，利水消肿。内服煎汤5～10g。

【验方精选】

1. 四肢水肿　防己、黄芪、桂枝各9g，茯苓18g，甘草6g。水煎服。

2. 风湿、出汗怕风　防己12g，黄芪15g，甘草6g，白术9g。水煎服。

3. 遗尿、小便涩　防己、葵子、防风各3g，水煎服。

4. 皮肤疮癣　防己9g，当归、黄芪各6g，金银花3g。酒煎服。

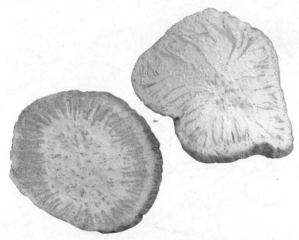

穿山龙（穿龙薯蓣、穿地龙、地龙骨）

【来源】为薯蓣科植物穿龙薯蓣 *Dioscorea nipponica* Makino. 的根茎。

【性状鉴别】根茎呈类圆柱形，稍弯曲，长 15～20cm，直径 1～1.5cm。表面黄白色或棕黄色，**有不规则纵沟、刺状残根及偏向一侧的突起茎痕**。质坚硬，断面平坦，白色或黄白色，散布淡棕色维管束小点。气微，味苦涩。以粗壮、粉性足者为佳。

【性味功效】甘、苦，温。祛风除湿，舒筋活络，活血止痛，止咳平喘。内服煎汤 9～15g。

【验方精选】

1. 风湿腰腿疼痛，麻木　穿山龙 30g，淫羊藿、土茯苓、骨碎补各 9g。水煎服。

2. 大骨节病，腰腿痛　穿山龙 60g，白酒 500g，浸泡 7 天后每日饮用。

3. 过敏性紫癜　穿山龙 30g，大枣 10 枚，枸杞子 15g。水煎服。

4. 皮肤生疮　穿山龙根适量，加等量苎麻根，捣烂敷患处。

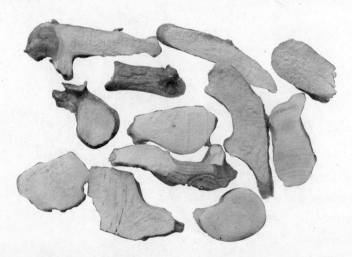

络石藤（石鲮、白花藤、对叶藤）

【**来源**】为夹竹桃科植物络石 *Trachelospermum jasminoides* (Lindl.) Lem. 的带叶藤茎。

【**性状鉴别**】藤茎呈圆柱形，弯曲，多分枝，长短不一；表面红褐色，**有点状皮孔和不定根**；质硬，折断面淡黄白色，常中空。叶对生，有短柄；展平后叶片呈椭圆形或卵状披针形，长 1 ～ 8cm，宽 0.7 ～ 3.5cm；**全缘，略反卷，上表面暗绿色或棕绿色，下表面色较淡**，革质。气微，味微苦。以叶多、色绿者为佳。

【**性味功效**】苦，微寒。祛风通络，凉血消肿。内服煎汤 6 ～ 12g。

【**验方精选**】

1. 关节炎　络石藤、五加皮各 30g，牛膝根 15g。水煎服，白酒为引。

2. 尿血　络石藤 30g，牛膝 15g，山栀子 6g，水煎服。

3. 白癜风　鲜络石藤、木莲藤捣汁，敷患处。

4. 腹泻　络石藤 60g，红枣 10 个，水煎服。

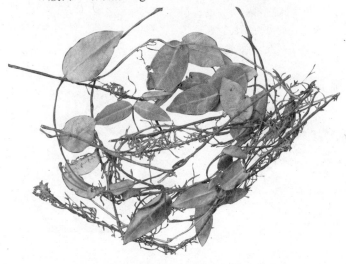

秦艽（秦胶、秦札、秦纠）

【来源】为龙胆科植物秦艽 Gentiana macrophylla Pall. 的根，按性状不同分别习称为"秦艽"和"麻花艽"。

【性状鉴别】秦艽　根呈类圆柱形，上粗下细，扭曲不直，长10～30cm，直径1～3cm。表面黄棕色或灰黄色，有纵向或扭曲的纵皱纹，顶端有残存茎基及纤维状叶鞘。质硬而脆，易折断，**断面略显油性，皮部黄色或棕黄色，木部黄色**。气特异，味苦、微涩。

麻花艽　根呈类圆锥形，**多由数个小根纠聚而膨大**，直径可达7cm。表面棕褐色、粗糙，有裂隙呈网状孔纹。质松脆，易折断，断面多呈枯朽状。

均以质坚实、色棕黄、气味浓厚者为佳。

【性味功效】辛、苦，平。祛风湿，清湿热，止痹痛。内服煎汤3～9g。

【验方精选】

1. 虚劳潮热咳嗽，盗汗不止　秦艽、柴胡、知母、炙甘草各30g，水煎，温服。

2. 风湿痹痛，手足壅肿　秦艽1.5g，附子0.3g，研末分成小份，饭后用酒服下。

3. 头风疼　秦艽、白芷、川芎各6g，藁本9g。水煎服。

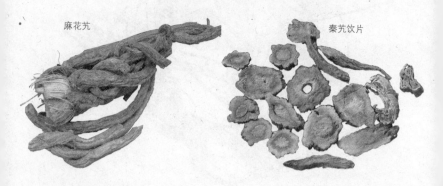

麻花艽　　　　　　　　　　　　　　秦艽饮片

海桐皮（钉桐皮、鼓桐皮、刺桐皮）

【来源】为豆科植物刺桐 *Erythrina variegata* L. 的干皮或根皮。

【性状鉴别】树皮呈半圆筒状或板片状，两边略卷曲，长约40cm，外表黄棕色到棕黑色，常有宽窄不等的纵沟纹。老树皮有黄色皮孔，并散布有长圆锥形钉刺，或钉刺剥落后的圆形疤痕；内表面黄棕色，较平坦，有细密网纹。根皮无刺。质坚韧，易纵裂，不易折断，断面淡棕色，裂片状。气微，味微苦。以皮薄而宽长、钉刺多者为佳。

【性味功效】苦、辛，平。祛风除湿，舒筋通络，杀虫止痒。内服煎汤 6～12g。

【验方精选】

1. 脚抽筋不能活动　海桐皮、当归、牡丹皮、熟干地黄、牛膝各3g，山茱萸、补骨脂各1.5g。焙干研成细末。加葱白2寸，水煎，去滓，温服。

2. 风癣　海桐皮、蛇床子等份，研末，加猪油调匀，涂抹患处。

3. 小儿蛔虫　海桐皮 1.5～3g，研末后开水冲服。

4. 风虫牙痛　海桐皮煎水漱口。水煎服。

注：同属植物乔木刺桐 *Erythrina arborescens* Roxb. 的干皮或根皮也作中药海桐皮用。

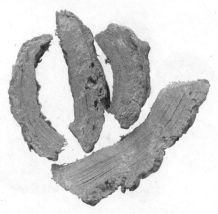

雷公藤（震龙根、黄藤木、断肠草）

【来源】为卫矛科植物雷公藤 *Tripterygium wilfordii* Hook. f. 根的木质部。

【性状鉴别】根呈圆柱形，扭曲，常具茎残基。直径 0.5～3cm。表面土黄色，粗糙，具细密纵向沟纹及环状或半环状裂隙。**皮部易剥离，露出黄白色的木部。质坚硬，折断时有粉尘飞扬，断面纤维性；横切面木栓层橙黄色，显层状；韧皮部红棕色；木部黄白色，密布针眼状孔洞。**根茎多平直，有白色或浅红色髓部。气微、特异，味苦微辛。以粗壮、均匀者为佳。

【性味功效】苦、辛，凉，有大毒。祛风除湿，解毒，杀虫。内服煎汤 15～25g；外用适量。

【验方精选】

1. 风湿关节炎　雷公藤捣烂外敷，半小时后即去掉，否则起泡。

2. 头癣　雷公藤新鲜根皮，晒干后磨成细粉，加适量凡士林或醋调匀，涂敷患处。

3. 皮癣湿痒　雷公藤 100g 捣碎，用 50% 酒精浸泡 1 周后，药液涂擦。

4. 麻风　雷公藤 3～6g，水煎服。

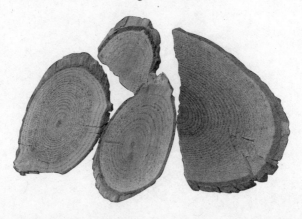

豨莶草（火莶、黏糊菜、铜锤草）

【来源】为菊科植物豨莶 *Siegesbeckia orientalis* L 的地上部分。

【性状鉴别】茎略呈方柱形，多分枝，长 30～110cm；表面灰绿色、黄棕色或紫棕色，有纵沟及细纵纹，被灰色柔毛；**节明显，略膨大**；质脆，易折断，断面黄白色或带绿色，髓部宽广，类白色，中空。**叶对生**，叶片多皱缩、卷曲，展平后呈卵圆形，灰绿色，**边缘有钝锯齿，两面皆有白色柔毛，主脉 3 出**。有的可见黄色头状花序，总苞片匙形。气微，味微苦。以枝嫩叶多、花未开放、色灰绿、无杂质者为佳。

【性味功效】苦、辛，寒，小毒。祛除风湿，强健筋骨，清热解毒。内服煎汤 9～12g。

【验方精选】

1. 风湿性关节炎及慢性腰腿痛　豨莶草、臭梧桐等份，研末，做蜜丸。

2. 慢性肾炎　豨莶草 30g，地耳草 15g。水煎冲红糖服。

3. 皮肤疮癣　豨莶草、五爪龙、小蓟、大蒜等份，锤烂，热酒泡，取汁服用。

注：同属植物腺梗豨莶 *Siegesbeckia pubescens* Makino 或毛梗豨莶 *Siegesbeckia glabrescens* Makino 的地上部分也用作中药豨莶草用。

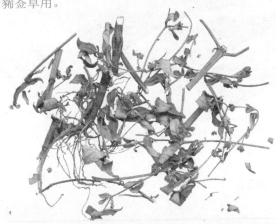

（三）祛风湿强筋骨药

千年健（一包针、千颗针、千年见）

【来源】为天南星科植物千年健*Homalomena occulta* (Lour.) Schott 的根茎。

【性状鉴别】根茎呈圆柱形，稍弯曲，有的略扁，长15～40cm，直径0.8～1.5cm。表面黄棕色至红棕色，粗糙，有多数扭曲的纵沟纹、圆形根痕及黄色针状纤维束。质硬而脆，断面红褐色，黄色针状纤维束多而明显，相对另一断面呈多数针眼状小孔及有少数黄色针状纤维束，可见深褐色具光泽的油点。气香，味辛、微苦。以条大、棕红色、体坚实、香气浓者为佳。

【性味功效】苦、辛，温，小毒。祛风湿，舒筋活络，止痛消肿。内服煎汤，4.5～9g。

【验方精选】

1. 风寒筋骨疼痛、拘挛麻木　千年健、地风各30g，老鹳草90g。共研细粉。取3g，水煎服。

2. 固精强骨　千年健、远志肉、茯苓、当归各等份。

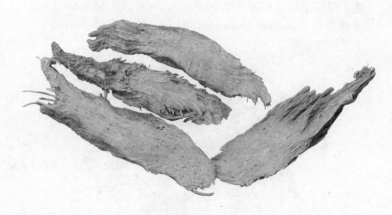

五加皮（南五加皮、五谷皮）

【来源】为五加科植物细柱五加 *Acanthopanax gracilistylus* W. W. Smith. 的根皮。

【性状鉴别】根皮呈不规则卷筒状，长 5～15cm，直径 0.4～1.4cm，厚约 0.2cm。外表面灰褐色，**有稍扭曲的纵皱纹及横长皮孔样斑痕**；内表面淡黄色或灰黄色，有细纵纹。体轻，质脆，易折断，断面不整齐，灰白色。气微香，味微辣而苦。以皮厚、粗长、气香、断面灰白色者为佳。

【性味功效】辛、苦，温。祛风除湿，补益肝肾，强筋壮骨，利水消肿。内服煎汤 5～10g。

【验方精选】

1. 风湿痹痛、四肢屈伸不利　五加皮、穿山龙、白藤皮各20g，秦艽、木瓜各30g，白酒泡服。

2. 腰痛强直，不能俯仰　五加皮、赤芍各30g，大黄60g。水煎，饭前温服。

3. 皮肤水肿　五加皮、大腹皮各9g，地骨皮8g，茯苓皮24g，生姜皮 6g，水煎服。

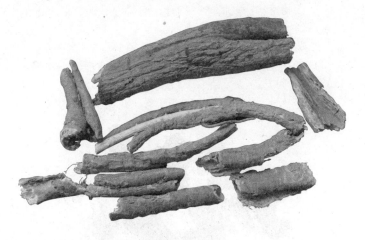

狗脊（金毛狗脊、金毛狗、金狗脊）

【来源】为蚌壳蕨科植物金毛狗脊 *Cibotium barometz* (L.) J. Sm.的根茎。切厚片后干燥者习称为"生狗脊片"；蒸后晒至六、七成干再切厚片干燥者习称为"熟狗脊片"。

【性状鉴别】熟狗脊片 根茎呈不规则的长块状，长10～30cm，直径2～10cm。表面黑棕色，**残留金黄色绒毛**；上面有数个红棕色的木质叶柄，下面残存黑色细根。质坚硬，不易折断。无臭，味淡、微涩。

生狗脊片 根茎呈不规则长条形或圆形，长5～20cm，厚0.1～0.5cm；表面深棕色，**切面浅棕色，较平滑**，近边缘处有1条棕黄色隆起的木质部环纹或条纹，边缘不整齐，**偶有金黄色绒毛残留**；质脆，易折断，有粉性。

均以肥大、质坚实无空心、外表略有金黄色绒毛者为佳。

【性味功效】苦、甘，温。祛风湿，补肝肾，强腰膝。内服煎汤6～12g。

【验方精选】

1. 腰腿疼、手足麻木 狗脊、蘑菇各120g，酒500ml，浸半月到一月服。

2. 腰痛 狗脊、草薢各6g，菟丝子3g。研末，酒服。

3. 老年尿多 狗脊、大夜关门、蜂糖罐根、小棕根各15g。炖猪肉吃。

4. 结核病 狗脊15g，鸡蛋5个，红糖30g，水煎，吃蛋，喝药汤。

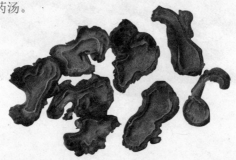

桑寄生（茑木、桑上寄生、寄生草）

【**来源**】为桑寄生科植物桑寄生 *Taxillus chinensis* (DC.) Danser 的带叶茎枝。

【**性状鉴别**】茎枝呈圆柱形，表面红褐色或灰褐色，具细纵纹，**有多数细小凸起的棕色皮孔，嫩枝有的可见棕褐色茸毛**；质坚硬，断面不整齐，皮部红棕色，木部淡红棕色；叶对生，质薄而脆，大多破碎，具短柄，完整者展平后呈卵形或椭圆形，长 3～8cm，宽 2～5cm，**表面黄褐色，幼叶被细茸毛**，先端钝圆，基部圆形或宽楔形，全缘；革质。气微，味涩。以枝细、质嫩、红褐色、叶多者为佳。

【**性味功效**】苦、甘，平。补肝肾，祛风湿，安胎。内服煎汤 9～15g。

【**验方精选**】

1. 气血不足引起的腰膝疼痛、屈伸不利　独活9g，桑寄生、杜仲、牛膝、细辛、秦艽、茯苓、肉桂、防风、川芎、人参、甘草、当归、芍药、干地黄各6g。水煎服。

2. 肾虚滑胎　菟丝子120g，桑寄生60g，续断60g，阿胶60g，研末，制成20丸。

3. 尿血所致气虚腰膝无力　桑寄生研末，水煎服。

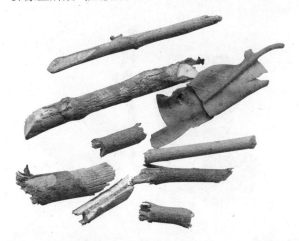

鹿衔草（鹿含草、鹿蹄草、破血丹）

【**来源**】为鹿蹄草科植物鹿蹄草 *Pyrola calliatha* H.Andres 的全草。

【**性状鉴别**】根茎细长。茎圆柱形或具纵棱，长10～30cm。叶基生，长卵圆形或近圆形，长2～8cm，暗绿色或紫褐色，先端圆或稍尖，**全缘或有稀疏的小锯齿，边缘略反卷**，上表面有时沿脉具白色的斑纹，下表面有时具白粉。总状花序有花4～10余朵；花半下垂，萼片5，舌形或卵状长圆形。**蒴果扁球形，5纵裂，裂瓣边缘有蛛丝状毛**。气微，味淡、微苦。以茎叶肥壮、无泥土等杂质者为佳。

【**性味功效**】甘、苦，温。祛风湿，强筋骨，止血。内服煎汤9～15g。

【**验方精选**】

1. 慢性风湿性关节炎，类风湿性关节炎　鹿衔草、白术各12g，泽泻9g。水煎服。

2. 产后血瘀腹痛　鹿衔草15g，一枝黄花6g，苦荬菜9g，水煎服。

3. 肺结核咳血　鹿衔草、白及各12g，水煎服。

注：同属植物普通鹿蹄草 *Pyrola decorata* H. Andres 的全草也作中药鹿蹄草用。

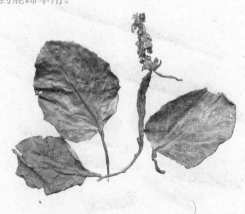

落马衣（马衣叶、假紫苏、土防风）

【**来源**】为唇形科植物广防风 *Epimeredi indica* (L.) Rothm 的全草。

【**性状鉴别**】全草长 1 ～ 1.5 米。茎草质，四棱形，粗可达 0.5cm。表面棕色或红棕色，被毛，尤以棱角处为多；质硬，断面纤维性，中央有白色的髓。叶多皱缩，边缘具锯齿，上面灰棕色，下面灰绿色，两面均有毛，质脆，易破碎。有时可见密被毛茸的花序，花多脱落，仅留灰绿色的花萼，往往包有 1 ～ 4 枚小坚果。气微，味淡微苦。以茎粗、结实、断面灰绿、叶厚质软者为佳。

【**性味功效**】辛、苦，平。祛风湿，解热毒。内服煎汤 9 ～ 15g。

【**验方精选**】

1. 风湿骨痛　落马衣、阎王刺、香樟皮各15g。水煎服。

2. 湿疹　落马衣适量，水煎，调食盐或醋洗患处。

3. 痈肿　落马衣鲜品30g，鲜马鞭草9g，水煎，黄酒送服。

4. 骨髓炎，皮疮　落马衣鲜叶适量，捣烂加适量米醋调敷患处。

5. 毒蛇咬伤　落马衣、豨莶草鲜品各30g，水煎服，渣捣烂敷患处。

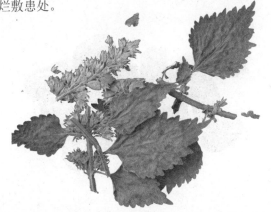

五、化湿药

红豆蔻（良姜子、红扣、红蔻）

【来源】为姜科植物大高良姜 *Alpinia galanga* Willd. 的果实。

【性状鉴别】果实呈长球形，中部略细，长0.7～1.2cm，直径0.5～0.7cm。表面红棕色或暗红色，略皱缩，**顶端有黄白色管状宿萼，基部有果柄痕**。果皮薄；易破碎。种子6，扁圆形或三角状多面形，黑棕色或红棕色，外被黄白色膜质假种皮，胚乳灰白色。**气香，味辛辣**。以粒大饱满、外表红棕色，不破碎。气香、味辛者为佳。

【性味功效】辛，温。散寒燥湿，醒脾消食。内服煎汤3～6g。

【验方精选】

1. 胃痛（包括慢性胃炎、神经性胃痛）　红豆蔻3g，研末，红糖水送服；或红豆蔻、香附、生姜各9g，水煎服。

2. 风寒牙痛　红豆蔻捣粉，取少量吸入鼻中，同时塞入少量到患处牙缝。

3. 慢性气管炎，咳痰不出　红豆蔻3g，莱菔子、苏子各6g。水煎服。

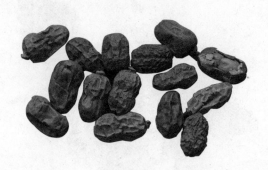

苍术（赤术、青术、仙术）

【来源】为菊科植物北苍术 *Atractylodes* Chinensis (DC.) Koidz. 的根茎。

【性状鉴别】根茎呈类圆柱形，常成疙瘩块状，不规则弯曲，长 4～9cm，直径 1～4cm。栓皮多已除去，**可见较多圆形茎基或茎痕，或有毛茸状芽附着，下方有小根脱落痕迹或短的小根附着。表面棕褐色，粗糙。质轻，易折断，断面纤维状，极不平坦。断面黄白色，有红黄色或黄色油腺散在，并有明显的木质纤维束。香气较茅苍术淡，味辛、苦。以个大、质坚实、断面朱砂点多、香气浓者为佳。

【性味功效】辛，苦，温。燥湿健脾，祛风散寒，明目。内服煎汤 3～9g。

【验方精选】

1. 腹胀、食欲不振、呕吐、胃酸　苍术 15g，厚朴、陈皮各 9g，甘草 4g。水煎服。

2. 足膝红肿热痛、下半身湿疮、尿灼热　黄柏、苍术各 15g，水煎服。

3. 结膜干燥　苍术粉 3g，分 3 次开水冲服。

注：同属植物茅苍术 *Atractylodes lancea* (Thunb.) DC. 的根茎也作中药苍术用。

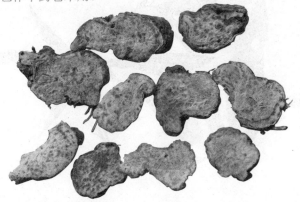

佩兰（大泽兰、鸡骨香）

【**来源**】为菊科植物佩兰*Eupatorium fortunei* Turcz. 的地上部分。

【**性状鉴别**】茎呈圆柱形，长30～100cm；表面黄棕色或黄绿色，有的带紫色，有明显的节及纵棱线；质脆，断面髓部白色或中空。叶对生，多皱缩破碎，**完整叶3裂或不分裂**，分裂者中间裂片较大，展平后呈披针形或长圆状披针形，基部狭窄，边缘有锯齿；不分裂者展平后呈卵圆形、卵状披针形或椭圆形。气芳香，味微苦。以叶多、色绿、茎少、未开花、香气浓者为佳。

【**性味功效**】辛，平。芳香化湿，醒脾开胃，发表解暑。内服煎汤3～9g。

【**验方精选**】

　　1. 中暑头痛　佩兰、青蒿、菊花各9g，绿豆衣12g，水煎服。

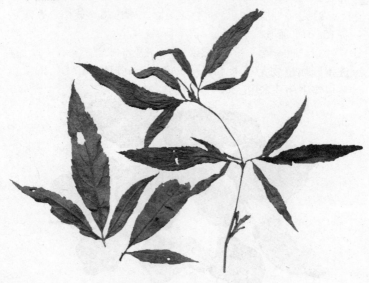

草豆蔻（白豆蔻、草果、草蔻）

【来源】为姜科植物草豆蔻 *Alpinia katasumadai* Hataya 的种子团。

【性状鉴别】种子团呈类球形的种子团，直径1.5～2.7cm。表面灰褐色，中间有黄白色的隔膜将种子团分成3瓣，每瓣有种子多数，粘连紧密，种子团略光滑。种子为卵圆状多面体，长0.3～0.5cm，外被淡棕色膜质假种皮。背面稍隆起，较厚一端有圆窝状种脐，合点位于较扁端的中央微凹处；胚乳乳白色。气香，味辛，微苦。以个大、均匀饱满、把短者为佳。

【性味功效】辛，温。燥湿健脾，温胃止呕。内服煎汤3～6g。

【验方精选】

1. 腹痛、食欲不振　草豆蔻3～6g，甘草1.5～3g，生姜一片，水煎服。

2. 小儿盗汗　草豆蔻3g，厚朴6g，甘草、红枣各1.5g，生姜12g。水煎服。

3. 虚寒泄泻，腹痛不止　草豆蔻3～6g，姜制厚朴6g，肉果（裹面煨熟）10枚，研末，水煎服。

4. 水土不服　草豆蔻、高良姜、炙甘草各3g，研粗粉，水煎作茶饮。

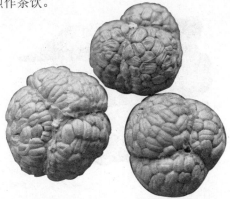

厚朴（筒朴、靴朴、枝朴、根朴）

【**来源**】为木兰科植物凹叶厚朴 *Magnoliae officinalis* Rehd. Wils var. *boliba* Rehd.et Wils. 的茎皮（筒朴）、枝皮（枝朴）和根皮（根朴、鸡肠朴）。

【**性状鉴别**】外表面灰褐色，表面粗糙，有明显的椭圆形皮孔和纵皱纹，**内表面较平滑，具细密纵纹，紫棕色或深紫褐色，划之显油痕**。质坚硬，不易折断。**断面外部灰棕色，颗粒性；内部紫褐色或棕色，富油性，有时可见多数发亮的细小结晶(厚朴酚结晶)**。气香，味苦带辛辣感。有的根皮呈单筒状或不规则块片，**有的弯曲似"鸡肠"，习称"鸡肠朴"**。

【**性味功效**】苦，温。温中燥湿，下气散满，燥湿消积，破滞。用量 3 ～ 9g。

【**验方精选**】

　　1. 胸闷、水肿咳喘痰多　紫苏子、半夏各9g，当归、炙甘草、前胡、厚朴各6g，肉桂3g。水煎服。

　　2. 腹痛、大便不通　厚朴24g，大黄12g，枳实5枚，水煎温服。

　　3. 梅核气　厚朴、生姜各9g，茯苓12g，苏叶6g，半夏2g。水煎服。

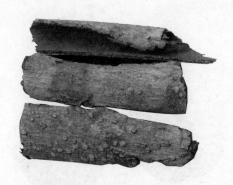

砂仁（缩砂蜜、缩砂仁、春砂仁）

【**来源**】为姜科植物阳春砂 *Amomum villosum* Lour. 的果实。

【**性状鉴别**】果实呈椭圆形或卵圆形，有不明显的三棱，长 1.5～2cm，直径 1～1.5cm。**表面棕褐色，密生刺状突起，**顶端有花被残基，基部常有果梗。果皮薄而软。**种子集结成团，具三钝棱，中有白色隔膜将种子团分成 3 瓣**，每瓣有种子 5～26 粒。种子不规则多面形，直径 0.2～0.3cm；表面棕红色或暗褐色，有细皱纹，外被淡棕色膜质假种皮；质硬，胚乳灰白色。**气芳香而浓烈**，味辛凉、微苦。以果实个大、粒实饱满、无杂质，气味浓者为佳。

【**性味功效**】辛，温。化湿开胃，温脾止泻，理气安胎。内服煎汤 3～6g，入煎剂宜后下。

【**验方精选**】

　　1. 消化不良、开胃　砂仁、木香各 15g，枳实 30g，炒薏米 60g，研末制丸。白术汤送服。

　　2. 呃逆　砂仁 6g，香附 24g，炙甘草 3g，捣为粗粉，加生姜，水煎服。

　　3. 脾虚泄泻　砂仁、附子、干姜、厚朴、陈皮等份。研末为丸。

注：同属植物绿壳砂 *Amomum villosum* Lour. var. *xanthiodes* T. L.Wu et Senjen 或海南砂 *Amomum longiligulare* T. L.Wu 的果实也作中药砂仁用。

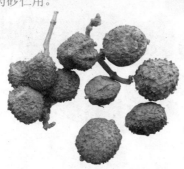

藿香（土藿香、青薄荷、排香草）

【**来源**】为唇形科植物藿香 *Agastache rugosa* (Fisch. et Mey.) O. Ktze. 的地上部分。

【**性状鉴别**】茎方柱形，多分枝，四角有棱脊，四面平坦或凹入成宽沟状；表面暗绿色，有纵皱纹，稀有毛茸；节明显，常有叶柄脱落痕；老茎易折，断面白色，髓部中空。叶对生，叶片深绿色，多皱缩或破碎，**完整者展平后成卵形，边缘有钝锯齿，两面微具毛茸**。茎顶端有时有穗状轮伞花序，呈土棕色。气芳香，味淡而微凉。以茎粗、结实、断面发绿、叶厚质软、香气浓厚者为佳。

【**性味功效**】辛，微温。祛暑解表，化湿和胃。内服煎汤6 ～ 10g。

【**验方精选**】

　　1. 胃寒呕吐　藿香、丁香、陈皮、制半夏、生姜各9g。水煎服。

　　2. 妊娠呕吐　藿香梗、竹茹各9g，砂仁4.5g。水煎服。

　　3. 胃腹冷痛　藿香6g，肉桂6g，一起研成细末，白酒服。

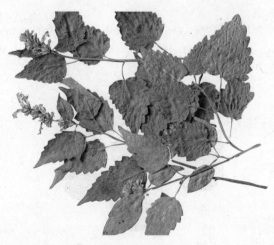

六、利水渗湿药

广金钱草（广东金钱草、落地金钱、铜钱草）

【**来源**】为豆科植物广金钱草 *Desmodium styracifolium* (Osb.) Merr. 的地上部分。

【**性状鉴别**】茎呈圆柱形，长可达1米；密被黄色伸展的短柔毛；质稍脆，断面中部具髓。**叶互生，小叶1或3，圆形或矩圆形，直径2～4cm，先端微凹，基部心形或钝圆，全缘；上面灰绿色或黄绿色，无毛，下面具灰白色紧贴的绒毛，侧脉羽状；叶柄长1～2cm；托叶1对，披针形，**长约0.8cm。气微香，味微甘。以叶大、色绿者为佳。

【**性味功效**】甘、淡，凉。清热除湿，利尿通淋。内服煎汤15～30g。

【**验方精选**】

1. 泌尿系统感染　广金钱草24g，车前草、海金沙、金银花各15g，水煎服。

2. 膀胱结石　广金钱草60g，海金沙15g，水煎服。

3. 胆囊炎　广金钱草30g，鸡内金9g。水煎服。

4. 口腔炎、喉头炎　广金钱草15～30g，煎水冲蜂蜜喝。

5. 乳腺炎　广金钱草、积雪草、酒糟各等份，共捣烂敷患处。

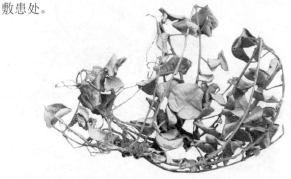

车前草（车前、车轮菜、蛤蟆菜）

【来源】为车前科植物车前 *Plantago asiatica* L. 的全草。

【性状鉴别】根丛生，须状。叶基生，具长柄；叶片皱缩，展平后呈卵状椭圆形或宽卵形，长6～13cm，宽2.5～8cm；表面灰绿色或污绿色，具明显弧形脉5～7条；先端钝或短尖，基部宽楔形，全缘或有不规则波状浅齿。穗状花序数条，花茎长。蒴果盖裂，萼宿存。气微香，味微苦。以叶片完整、色灰绿者为佳。

【性味功效】甘，寒。清热利尿，祛痰，凉血，解毒。内服煎汤9～30g。

【验方精选】

1. 小便不利　车前草一把，去根洗净，水煎服，当茶喝。

2. 急性黄疸型肝炎　车前草20g，水煎服。

3. 明目　车前草捣汁，加朴硝末，临睡敷眼，醒来用水洗去。

4. 泄泻　车前草12g，铁马鞭6g，捣烂冲凉水服。

5. 身体红肿疼痛　车前草、益母草、地胆草等份，捣烂涂敷，干后再涂。

注： 同属植物平车前 *Plantago depressa* Willd. 的全草也作中药车前草用。

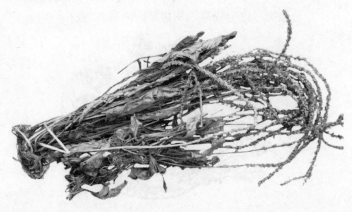

冬瓜皮（白皮、白瓜皮、白冬瓜皮）

【**来源**】为葫芦科植物冬瓜 *Benincasa hispide* (Thunb.) Cogn. 的外层果皮。

【**性状鉴别**】果皮呈不规则的碎片，常向内卷曲，大小不一。外表面灰绿色或黄白色，被有白霜，有的较光滑不被白霜；内表面较粗糙，有的可见筋脉状维管束。体轻，质脆。气微，味淡。以皮薄、条长、色灰绿者为佳。

【**性味功效**】甘，微寒。利尿消肿。内服煎汤9～30g。

【**验方精选**】

1. 水肿　冬瓜皮30g，五加皮9g，姜皮12g。水煎服。

2. 消渴不止，小便多　冬瓜皮、麦冬各30～60g，黄连10g。水煎服。

3. 手足冻疮　冬瓜皮与干茄根煎汤热洗。

4. 妇人乳痈毒气不散　冬瓜皮捣汁，当归半两研末。混匀后涂敷患处，直至痊愈。

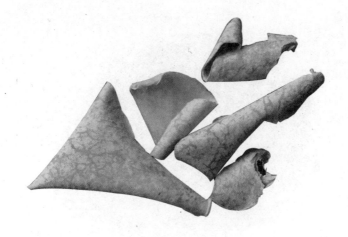

玉米须（玉麦须、玉蜀黍蕊、棒子毛）

【来源】 为禾本科植物玉蜀黍 *Zea mays* L. 的花柱和柱头。

【性状鉴别】 常集结成疏松团簇，花柱线状或须状，淡绿色、黄绿色至棕红色，**有光泽**，略透明，柱头2裂，叉开，长至0.3cm，质柔软。气微，味淡。以质轻柔、有光泽、半透明者为佳。

【性味功效】 甘、淡，平。利尿消肿，清肝利胆。内服煎汤15～30g。

【验方精选】

1. 尿路感染　玉米须15g，金钱草45g，萆薢30g，水煎服。

2. 尿血　玉米须15g，荠菜花15g，白茅根18g。水煎服。

3. 肾炎、初期肾结石　玉米须适量煎浓汁，当茶饮。

4. 糖尿病　玉米须60g，薏米、绿豆各30g。水煎服。

5. 急慢性肝炎　玉米须、太子参各30g。水煎服。

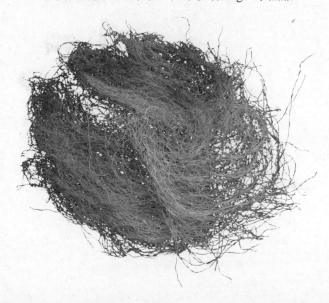

田基黄（地耳草、斑鸠草、雀舌草）

【来源】为藤黄科植物地耳草 *Hypericum japonicum* Thunb. Ex Murray的全草。

【性状鉴别】全草10～40cm。根须状，黄褐色。茎单一或基部分枝，光滑，具4棱，表面黄绿色或黄棕色；质脆，易折断，断面中空。**叶对生，无柄；完整叶片卵形或卵圆形，全缘，具细小透明油点，基出脉3～5条。**聚伞花顶生，花小，橙黄色。气无，味微苦。以黄绿色、带花者为佳。

【性味功效】甘、微苦，凉。清热利湿，解毒消肿。内服煎汤15～30g。

【验方精选】

1. 肝炎　鲜田基黄、凤尾草各30g，红枣6枚。水煎服。

2. 肠炎　鲜田基黄45g，鲜凤尾草30g。水酒各半煎服。

3. 急性肾炎　鲜田基黄60g，红枣10枚，水煎服。

4. 口腔炎　田基黄30g。捣烂取汁，以纱布浸汁漱洗口腔。

5. 急性结膜炎　田基黄30～60g，煎水熏洗眼睛。

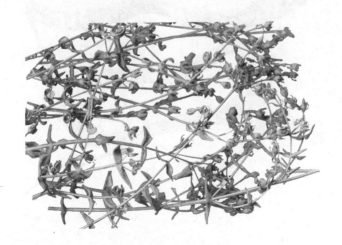

石韦（飞刀剑、七星剑、一枝剑）

【**来源**】为水龙骨科植物石韦 *Pyrrosia lingua* (Thunb.) 的叶。

【**性状鉴别**】叶片呈披针形或长圆披针形，向内卷或平展，革质。长 8～12cm，宽 1～3cm。**基部楔形，对称。孢子囊群在侧脉间，排列紧密而整齐。**叶柄长 5～10cm。气微，味微苦涩。以叶大而厚、完整、背面色发红者为佳。

【**性味功效**】苦、辛，寒。利尿通淋，清热止血。内服煎汤 6～12g。

【**验方精选**】

1. 泌尿系统感染　石韦、车前子等份，水煎温服。

2. 咳嗽　石韦、槟榔等份，生姜汤调服。

3. 放疗和化疗引起的白细胞下降　石韦30g，红枣15g，甘草3g。水煎服。

注：同属植物庐山石韦 *Pyrrosia sheareri* (Bak.) Ching 或有柄石韦 *Pyrrosia petiolosa* (Christ) Ching 的叶也作中药石韦用。

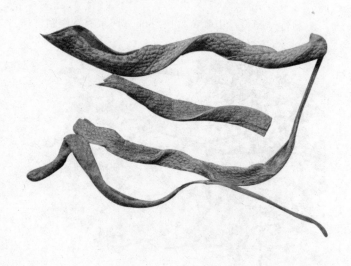

灯心草（灯心、铁灯心、水灯心）

【**来源**】为灯心科植物灯心草 *Juncus effusus* L. 的茎髓。

【**性状鉴别**】茎髓呈细圆柱形，长达90cm，表面白色或淡黄白色。置放大镜下观察，**有隆起的细纵纹及海绵样的细小孔隙**；微有光泽。**体轻，质软，略有弹性，易拉断**，断面白色。气微，无味质轻柔软，有弹性，易拉断，断面不平坦，白色。无臭无味。以色白、条长、粗细均匀、有弹性者为佳。

【**性味功效**】甘、淡，微寒。利水通淋，清心降火。内服煎汤 1 ～ 3g。

【**验方精选**】

1. 泌尿系统感染　灯心草30g，麦冬、甘草各15g，煎浓汤服。

2. 热淋　鲜灯心草、车前草、凤尾草各30g。淘米水煎服。

3. 失眠心烦　灯心草18g，煎汤代茶常服。

4. 小孩热病抽搐　灯心草120g，鲜苦桃树皮120g，杵烂敷额头、手足心。

5. 黄疸　灯心草、天胡荽各30g，水煎，加甜酒少许调服。

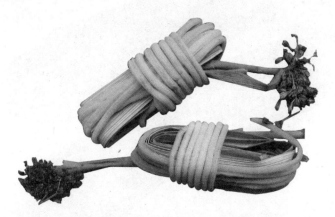

鸡骨草（红母鸡草、猪腰草、黄头草）

【来源】为豆科植物广州相思子*Abrus cantoniensis* Hance的全草。

【性状鉴别】根多呈圆锥形，上粗下细，有分枝，长短不一，直径0.5～1.5cm；表面灰棕色，粗糙，有细纵纹，支根极细，有的断落或留有残基；质硬。茎丛生，长50～100cm；灰棕色至紫褐色，小枝纤细，疏被短柔毛。羽状复叶互生，小叶8～11对，多脱落，小叶矩圆形，长0.8～1.2cm，先端平截，有小突尖，下表面被伏毛。气微香，味微苦。以根粗、茎叶全者为佳。

【性味功效】甘、微苦，凉。清热解毒，舒肝止痛。内服煎汤15～30g。

【验方精选】

1. 黄疸　鸡骨草60g，红枣七八枚，水煎服。
2. 蛇咬伤　鸡骨草30g，水煎服。
3. 瘰疬　鸡骨草3000g，豨莶草2000g，研末做丸服。
4. 风热感冒　鸡骨草60g，水煎服。

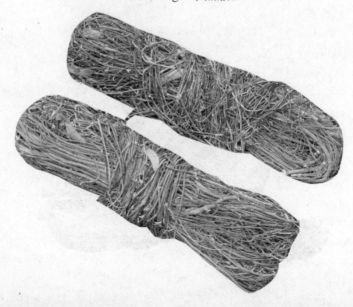

苘麻子（苘实、野苎麻子、青麻子）

【来源】为锦葵科植物苘麻*Abutilon theophrasti* Medic. 的种子。

【性状鉴别】种子呈三角状肾形，长0.3～0.6cm，宽0.2～0.5cm，厚0.1～0.2cm。表面灰黑色或暗褐色，**有白色稀疏绒毛，凹陷处有类椭圆状种脐，淡棕色，四周有放射状细纹**。种皮坚硬，子叶2，重叠折曲，富油性。气微，味淡。以粒实饱满、干燥、色灰褐、无杂质者为佳。

【性味功效】苦，平。清热解毒，利湿，退翳。内服煎汤3～9g。

【验方精选】

1. 尿血、蛋白尿　苘麻子3g，炒熟研末，蜂蜜调服。

2. 乳汁不通　苘麻子12g，王不留行15g，穿山甲6g。水煎服。

3. 眼病　苘麻子适量，涂于猪肝片上烤干，捣碎为末，空腹以米汤调服。

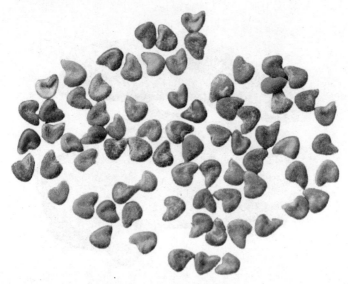

虎杖（酸筒杆、花斑竹、活血龙）

【**来源**】为蓼科植物虎杖*Polygonum cuspidatum* Sieb. et Zucc. 的根茎和根。

【**性状鉴别**】根茎和根多呈圆柱形短段或不规则厚片，长 1～7cm。外皮棕褐色，有纵皱纹及须根痕，切面皮部较薄，**木部宽广，棕黄色，射线放射状，皮部与木部易分离。**根茎髓中有隔或呈空洞状。质坚硬。气微，味微苦、涩。以粗壮、质坚实、断面色黄者为佳。

【**性味功效**】苦，微寒。利湿退黄，活血祛瘀，清热解毒。内服煎汤9～15g。

【**验方精选**】

1. 风湿痹痛、四肢麻木　虎杖、西河柳、鸡血藤各 30g，水煎服。

2. 湿热黄疸　虎杖、金钱草、板蓝根各30g。水煎服。

3. 伤折后血瘀不散　虎杖60g，赤芍30g。捣粉，温酒调服。

4. 痔疮出血　虎杖、金银花、槐花各9g，水煎服。

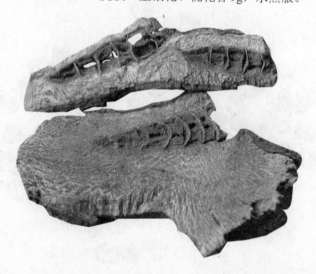

垂盆草（鼠牙半支、石指甲、瓜子草）

【来源】为景天科植物垂盆草 *Sedum sarmentosum* Bunge 的全草。

【性状鉴别】全草稍卷缩。根细短，茎纤细，长可达20cm以上，部分节上可见纤细的不定根。3 叶轮生，叶片倒披针形至矩圆形，绿色，肉质，长1.5～2.8cm，宽0.3～0.7cm，先端近急尖，基部急狭。气微，味微苦。以茎细、叶多、色棕绿者为佳。

【性味功效】甘、淡、微酸，凉。利湿退黄，清热解毒。内服煎汤15～30g。

【验方精选】

1. 急性黄疸型肝炎　垂盆草、茵陈蒿各30g，板蓝根15g。水煎服。

2. 慢性迁延型肝炎　鲜垂盆草30g，紫金牛9g，水煎，加糖服。

3. 咽喉肿痛　垂盆草15g，山豆根9g。水煎服。

4. 毒蛇咬伤　鲜垂盆草捣汁1杯，加少量雄黄和烧酒服用。

5. 肠炎、痢疾　垂盆草、马齿苋各30g，水煎服。

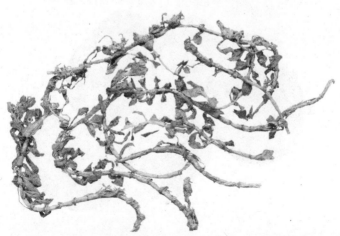

泽泻（水泻、芒芋、泽芝）

【来源】为泽泻科植物泽泻 *Alisma orientale* (Sam.) Juzep. 的块茎。

【性状鉴别】块茎呈类球形、椭圆形或卵圆形，长 2～7cm，直径 2～6cm。表面黄白色或淡黄棕色，有不规则的横向环状浅沟纹及多数细小突起的须根痕，底部有的有瘤状芽痕。质坚实，断面黄白色，粉性，有多数细孔。气微，味微苦。以个大、坚实、色黄白、粉性足者为佳。

【性味功效】甘、淡，寒。利水渗湿，泄热通淋。内服煎汤 6～9g。

【验方精选】

1. 湿热黄疸、全身发黄　茵陈、泽泻各 30g，滑石 90g。水煎服。

2. 妊娠水肿、大小便难　泽泻、桑白皮、木通、枳壳、赤茯苓、槟榔各 30g，水煎去渣，饭前温服。

3. 急性肠炎　泽泻、白头翁各 15g，猪苓 9g，车前子 6g。水煎服。

4. 眼红肿痛　泽泻、黄连各 15g，甘草 6g，草决明 3g。研末，以灯心汤调服。

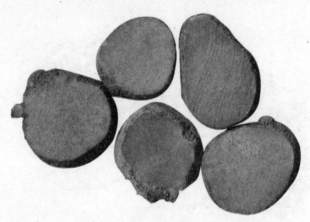

泽漆（五朵云、猫眼儿草、一把伞）

【**来源**】为大戟科植物泽漆 *Euphorbia helioscopia* L. 的全草。

【**性状鉴别**】全草长约30cm，茎光滑无毛，多分枝，表面黄绿色，基部呈紫红色，具纵纹，质脆。叶互生，无柄，倒卵形或匙形，长1～3cm，宽0.5～1.8cm，先端钝圆或微凹；**茎顶部具5片轮生叶状苞，与下部叶相似。聚伞花序顶生，有伞梗，黄绿色**。蒴果无毛。种子卵形，表面有凸起网纹。气酸而特异，味淡。以带花、叶枝肥壮、色黄绿、干燥、无杂质者为佳。

【**性味功效**】辛、苦，微寒，有毒。利尿消肿，化痰止咳，解毒杀虫。内服煎汤3～9g。

【**验方精选**】

1. 水肿致气喘不停、四肢无力　泽漆30g，鲤鱼150g，赤小豆150g，生姜24g，茯苓9g，人参、麦冬、甘草各6g。加水先煮鱼和豆，去渣煎药服。

2. 淋巴肉瘤　泽漆15g，蛇六谷、土茯苓各30g，穿山甲9g，水煎服。

3. 神经性皮炎　鲜泽漆白浆敷患处。

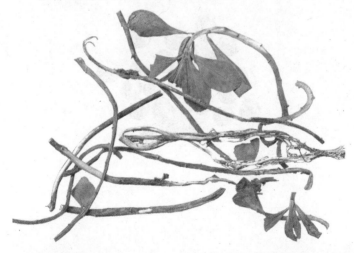

枳椇子（鸡爪子、拐枣、鸡脚爪）

【**来源**】为鼠李科植物枳椇 *Hovenia acerba* Lindl. 带果柄的果实或种子。

【**性状鉴别**】种子呈扁平圆形，背面稍隆起，腹面较平坦。表面暗褐色或黑紫色，有光泽。种皮坚硬，胚乳白色，子叶淡黄色，肥厚，均富油质。气微，味微涩。以粒大饱满、色棕红、干燥无杂质者为佳。

【**性味功效**】甘，平。解酒毒，止渴除烦，止呕，利大小便。内服煎汤 6～15g。

【**验方精选**】

　　1. 醉酒　枳椇 12g，葛花 9g，煎水冷服。

　　2. 中暑所致心烦、口渴、头晕、尿少　枳椇、竹叶各30g。水煎服。

　　3. 手脚抽搐　枳椇、银线草、蛇莓各 15g。水煎服。

注：同属植物北枳椇 *Hovenia dulcis* Thunb. 或毛果枳椇 *Hovenia trichcapa* Chun et Tsiang 带果柄的果实或种子也做中药枳椇子用。

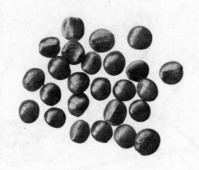

珍珠草（叶下珠、珠仔草、阴阳草）

【**来源**】为大戟科植物叶下珠 *Phyllanthus urinaria* L.的带根全草。

【**性状鉴别**】长短不一，根茎外表浅棕色，须根多数。茎枝有纵皱，灰棕色，质脆易断，断面中空。**分枝有纵皱及不甚明显的膜翅状脊线**。叶薄而小，长椭圆形，**尖端有短突尖**，边缘有白色短毛，灰绿色，皱缩，易脱落。花细小，腋生于叶背之下，多已干缩。有的带三棱状扁球形黄棕色果实，其表面有棱状突起，常6纵裂。气微香，味微苦。以果多、色灰绿、无泥沙者为佳。

【**性味功效**】微苦，凉。清热，利尿，明目，消积。内服煎汤15～30g。

【**验方精选**】

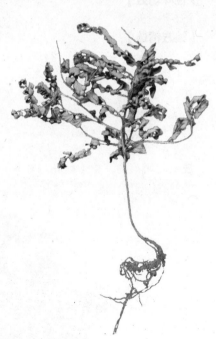

1. 黄疸　鲜珍珠草60g，鲜马鞭草90g，鲜半边莲60g，水煎服。

2. 肝炎　鲜珍珠草、鲜黄胆草各60g，母螺7粒，鸭肝一个，冰糖60g，水炖服。

3. 痢疾、肠炎腹泻　珍珠草、铁苋菜各30g。水煎后加糖服。

4. 小儿呛水咳嗽　鲜珍珠草15g，枇杷叶4.5g，八角枫根3g，水煎服。

茵陈（茵陈、茵蒿、绒蒿）

【来源】为菊科植物茵陈蒿 *Artemisia capillaris* Thunb. 的地上部分。春季采收的习称为"绵茵陈"，秋季采割的习称为"花茵陈"。

【性状鉴别】花茵陈茎呈圆柱形，多分枝，长30～100cm；表面淡紫色或紫色，有纵条纹，**被短柔毛**；体轻，质脆，断面类白色。叶密集或多脱落；下部叶二至三回羽状深裂，裂片条形或细条形，两面密被白色柔毛；**茎生叶一至二回羽状全裂，基部抱茎，裂片细丝状**。头状花序卵形，多数集成圆锥状，有短梗；总苞片3～4层，卵形，苞片3裂。瘦果长圆形，黄棕色。

【性味功效】微苦、微辛，微寒。清热利湿，退黄。内服煎汤6～15g。

【验方精选】

1. 湿热黄疸　茵陈18g，栀子、大黄各9g，水煎服。

2. 胆囊炎　茵陈、忍冬藤各30g，蒲公英12g，大黄10g。水煎服。

3. 慢性肝炎　茵陈、当归、郁金各200g，枳实150g，败酱草250g。水煎服。

4. 风疹瘙痒　茵陈、苦参各150g，水煎洗。

注：同属植物滨蒿 *Artemisia scoparia* Waldst. Et Kit. 的地上部分也做中药茵陈用。

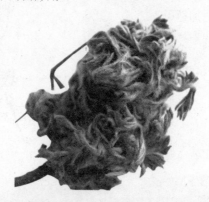

荠菜（地菜、地米菜、护生草）

【**来源**】为十字花科植物荠菜 *Capsella bursa-pastoris* (L.) Medic. 的全草。

【**性状鉴别**】主根呈圆柱形或圆锥形；表面类白色或淡褐色，有许多须状侧根。茎纤细，黄绿色，易折断。根出叶羽状分裂，多卷缩，展平后成披针形，顶端裂片较大，边缘有粗齿；表面灰绿色或枯黄色，纸质，易碎；茎生叶长圆形。**果实倒三角形，扁平，顶端微凹，具残存短花柱。**种子细小，倒卵圆形。搓之有清香气，味淡。以干燥、茎近绿色、无杂草者为佳。

【**性味功效**】甘、淡，凉。凉肝止血，平肝明目，清热利湿。内服煎汤15～30g。

【**验方精选**】

1. 内伤吐血　荠菜、蜜枣各30g，水煎服。

2. 肺热咳血　荠菜、白茅根各30g，藕节60g。加水煎汤服。

3. 崩漏及月经过多　荠菜、龙芽草各30g。水煎服。

4. 蛋白尿　鲜荠菜120～500g，洗净煮汤。

5. 高血压　荠菜、夏枯草各60g。水煎服。

6. 风湿性心脏病　荠菜60g，鲜苦竹叶20片去尖。水煎代茶饮。

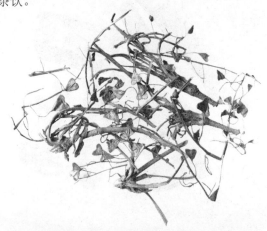

香加皮（香五加皮、北五加皮、杠柳皮）

【来源】为萝藦科植物杠柳 *Periploca sepium* Bunge. 的根皮。

【性状鉴别】根皮呈卷筒状或槽状，少数为不规则块片状，长 3～10cm，直径 1～2cm，厚 0.2～0.4cm。外表面灰棕色或黄棕色，**栓皮易鳞片状剥落而现黄白色内皮；内表面淡黄色或红棕色，较平滑，有细纵纹。**质脆，易折断，断面不整齐，淡黄色。**有特异香气，**味苦。以块大、皮厚、香气浓者为佳。

【性味功效】辛、苦，温；有毒。祛风湿，强筋骨。内服煎汤 3～6g。

【验方精选】

　1. 水肿、小便不利　香加皮、陈皮、生姜皮、大腹皮各9g。水煎服。

　2. 风湿骨痛、手足麻木　香加皮、独活、羌活、威灵仙、防己、薏苡仁各75g，当归50g，泡酒服。

　3. 风湿性关节炎　穿山龙、白鲜皮、香加皮各15g。用白酒泡24小时后日服10ml。

　4. 脚软无力　香加皮、木瓜、牛膝等份研末，水煎服。

　5. 阴囊水肿　香加皮9g，仙人头30g，水煎服。

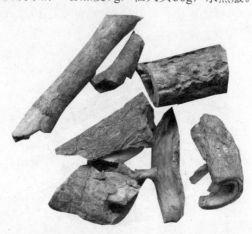

海金沙（海金砂、蛤蟆藤、金沙藤）

【**来源**】为海金沙科植物海金沙 *Lygodium japonicum* (Thunb.) Sw. 的孢子。

【**性状鉴别**】孢子呈粉状，棕黄色，体轻，**手捻有光滑感，置手中易由指缝滑落**。撒入水中浮于水面，加热后则逐渐下沉；**燃烧时发出轻微发爆鸣及明亮的火焰**，无灰渣残留。气微，味淡。以干燥、黄棕色、质轻光滑、能浮于水、无泥沙杂质、引燃时爆响者为佳。

【**性味功效**】甘、咸，寒。清热利湿，通淋止痛。内服煎汤 6～15g，入煎剂宜包煎。

【**验方精选**】

　　1. 尿路结石　海金沙、金钱草、车前草各30g。水煎服。

　　2. 膀胱炎　海金沙、车前草、积雪草、一点红、白茅根各30g。水煎服。

　　3. 肾炎水肿　海金沙、马蹄金、白茅根各30g，玉米须12g。水煎服。

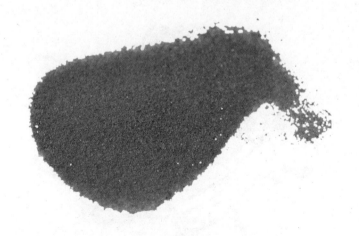

萹蓄（萹竹、萹蓄蓼、粉节草）

【**来源**】为蓼科植物萹蓄*Polygonum aviculare* L.的地上部分。

【**性状鉴别**】茎呈圆柱形略扁，有分枝，长15～40cm。表面灰绿色或棕红色，**有细密微突起的纵纹；节部稍膨大**；质硬，易折断，**断面髓部白色**。叶互生，近无柄或具短柄，叶片多脱落或皱缩、破碎，完整者展平后呈披针形，全缘，两面均呈灰绿色。气微，味微苦。以质嫩、叶多、色灰绿者为佳。

【**性味功效**】苦，微寒。利尿通淋，杀虫，止痒。内服煎汤6～12g。

【**验方精选**】

1. 尿道炎、膀胱炎　鲜萹蓄60g，鲜车前草30g。捣烂搅汁。

2. 尿路结石　萹蓄、金钱草各15g，水煎服。

3. 蛔虫　萹蓄10斤，打细粉，水煎去渣后煎浓浸膏。空腹服。

4. 外阴瘙痒　萹蓄适量，煎水外洗。

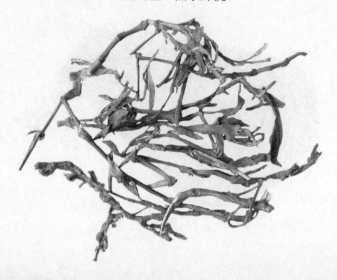

薏苡仁（薏仁、苡仁、水玉米）

【**来源**】为禾本科植物薏苡 *Coix lacryma-jobi* L. var *ma-yuen* (Roman.) Stapf的种仁。

【**性状鉴别**】种仁呈宽卵形或长椭圆形，长0.4～0.8cm，宽0.3～0.6cm。表面乳白色，光滑，偶有残存的黄褐色种皮。一端钝圆，另端较宽而微凹，有1淡棕色点状种脐。背面圆凸，腹面有1条较宽而深的纵沟。质坚实，断面白色，粉性。气微，味微甜。以粒大充实、色白、完整、无皮碎者为佳。

【**性味功效**】甘、淡，凉。健脾渗湿，除痹止泻，清热排脓。内服煎汤9～30g。

【**验方精选**】

1. 阑尾周围脓肿　薏苡仁30g，附子6g，败酱草15g，水煎服。

2. 乳腺癌　延胡索、薏苡仁各15g，黄酒煎，空腹服。

3. 丘疹性荨麻疹　薏苡仁、赤小豆各50g，大枣15g，红糖30g。水煎服。

4. 水肿气喘　郁李仁60g，研末，滤汁后煮薏苡仁与饭同食用。

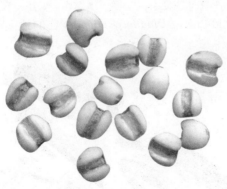

瞿麦（山瞿麦、竹节草、剪绒花）

【来源】为石竹科植物瞿麦 *Dianthus superbus* L. 的地上部分。

【性状鉴别】茎呈圆柱形，上部有分枝，长30～60cm；表面淡绿色或黄绿色，光滑无毛，**节明显，略膨大，断面中空**。叶对生，多皱缩，展平叶片呈条形至条状披针形。枝端具花及果实，花萼筒状，长2.7～3.7cm；苞片4～6，宽卵形，长约为萼筒的1/4；**花瓣棕紫色或棕黄色，卷曲，先端深裂成丝状**。蒴果长圆形，与宿萼等长。种子细小，多数。气微，味淡。以身干、色黄绿、无杂草、无根须及花未开放者为佳。

【性味功效】苦，寒。利尿通淋，破血通经。内服煎汤9～15g。

【验方精选】

1. 尿结石　瞿麦30g，车前45g，玉竹30g，滑石45g。水煎服。

2. 小便不利　瞿麦30g，瓜蒌根60g，茯苓、山药各90g，附子一枚。研末，做丸服。

3. 尿道感染、大小便出血　山栀子15g，瞿麦30g，炙甘草1g，灯心草50根，生姜5片，葱根少许，水煎服。

4. 食管癌、直肠癌　鲜瞿麦30～60g，水煎服。

5. 经血不通　瞿麦、木通、大黄各60g，水煎温服。

注：同属植物石竹 *Dianthus chinensis* L. 的地上部分也做中药瞿麦用。

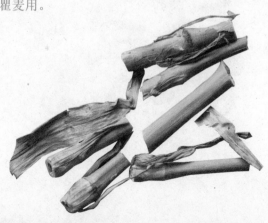

七、温里药

丁香（丁子香、公丁香、百里馨）

【来源】为桃金娘科植物丁香 *Eugenia caryophyllata* Thunb. 的花蕾。

【性状鉴别】花蕾略呈研棒状，长1～2cm。花冠圆球形，花瓣4，覆瓦状抱合，棕褐色或黄褐色；萼管圆柱状，略扁，稍弯曲，长0.7～1.4cm，红棕色或棕褐色，上端有4片三角形萼片，十字状分开。质坚实，富油性。气芳香浓烈，味辛辣、有麻舌感。以完整、个大、色深红、香气浓、油性足、入水下沉者为佳。

【性味功效】辛，温。温中降逆，补肾助阳。内服煎汤1～3g。

【验方精选】

1. 胃寒呕吐　丁香、生姜各6g，柿蒂9g，人参3g，水煎服。

2. 手足冰冷、脸唇乌黑　丁香、高良姜、肉桂各4.5g，煎汤，胡椒50粒研末，药汤冲服。

3. 牙龈肿痛　丁香、花椒等份，冰片少许，共研末，敷患处。

4. 乳头破裂　丁香适量，研末，干敷患处。

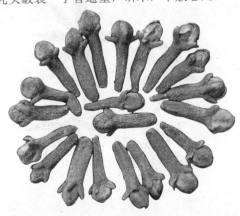

八角茴香（大茴香、舶上茴香、舶茴香）

【来源】为木兰科八角茴香 *Illicium verum* Hook.f. 的果实。

【性状鉴别】聚合果多由8个蓇葖果组成，放射状排列于中轴上，蓇葖果长1～2cm，宽0.3～0.5cm，高0.6～1cm；外表面红棕色，有不规则皱纹，**顶端呈鸟喙状，上侧多开裂**；内表面淡棕色，平滑，有光泽；质硬而脆。果梗长3～4cm，连于果实基部中央，弯曲，常脱落。每个蓇葖果含种子1粒，扁卵圆形，长约0.6cm，红棕色或黄棕色，光亮，尖端有种脐；胚乳白色，富油性。**气芳香**，味辛、甜。以个大、完整、色红棕、油性大、香气浓者为佳。

【性味功效】辛、温，微寒。温阳散寒，理气止痛。内服煎汤3～6g。

【验方精选】

1. 小肠胀气　八角茴香、杏仁各30g，葱白15g，研末，空腹以温酒调服。

2. 妇女小腹疼痛不止　八角茴香15g，橘皮60g，白豆蔻15g，研末，加酒煎，滤渣服。

3. 腰刺痛　八角茴香，研末，饭前盐汤送服。加糯米50g，炒热，袋装敷于患处。

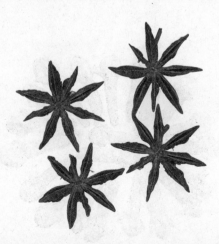

小茴香（茴香子、土茴香、野茴香）

【来源】为伞形科植物茴香 *Foeniculum vulgare* Mill. 的果实。

【性状鉴别】**双悬果呈圆柱形**，有的稍弯曲，长 0.4～0.8cm。表面黄绿色或淡黄色，两端略尖，顶端残留有黄棕色突起的柱基，基部有时有小果梗。**分果呈长椭圆形，背面有5条隆起的纵棱，接合面平坦而较宽。横切面略呈五边形**，背面的四边约等长。**有特异香气**，味微甜、辛。以粒大饱满、色黄绿、气味浓者为佳。

【性味功效】辛，温。散寒止痛，理气和胃。内服煎汤 3～6g。

【验方精选】

1. 腹痛剧烈　小茴香、枳壳各30g，没药15g。研末，热酒调下。

2. 睾丸偏坠　小茴香15g，橘核、山楂肉各30g，研末。空腹，温酒调服。

3. 小便不通　小茴香、马兰花、葶苈子等份。研末，空腹温酒调服。

4. 遗尿　小茴香6g，桑螵蛸15g。装入猪尿泡内，焙干为末服用。

5. 牙龈肿痛　小茴香、桔梗焙干为末，加油调敷。

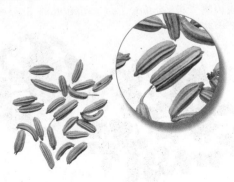

花椒（川椒、红椒、大红袍）

【来源】为芸香科植物花椒*Zanthoxylum bungeanum* Maxim.的果皮。

【性状鉴别】由1～2个，偶由3～4个球形分果组成，每一分果直径0.4～0.5cm，**自先端沿腹缝线或腹背缝线开裂，常呈基部相连的两瓣状。**分果顶端具微细小喙，基部大多具1～2个颗粒状未发育离生心皮。外表面深红色、紫红色或棕红色，皱缩，**有众多点状凸起的油点。**内果皮光滑，淡黄色，薄革质，与中果皮部分分离而卷曲。果柄被稀疏短毛。果皮革质，稍韧。**香气浓，味麻辣而持久。**以粒大、色紫红、油性足、香气浓者为佳。

【性味功效】辛，温。温中止痛，杀虫止痒。内服煎汤4.5～9g。

【验方精选】

1. 中阳虚衰，脘腹剧痛　花椒6g，干姜12g，人参6g，水煎服。

2. 暑湿泄泻　花椒30g，肉豆蔻15g，研末制丸服。

3. 蛔厥　花椒120g，乌梅480g，细辛180g，干姜300g，黄连480g，当归120g，附子180g，桂枝180g，人参180g，黄柏180g，研末制蜜丸服。

注：同属植物青椒*Zanthoxylum schinifolium* Sieb.et Zucc.的果皮也做中药花椒用。

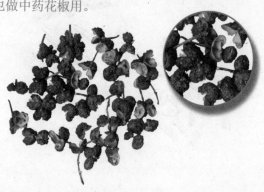

荜茇（荜拨、毕勃、鼠尾）

【来源】 为胡椒科植物荜茇 *Piper longum* L. 的近成熟或成熟果穗。

【性状鉴别】 果穗呈圆柱形，稍弯曲，由多数小浆果集合而成，长 1.5～3.5cm，直径 0.3～0.5cm，表面黑褐色或棕色，**有倾斜排列整齐的小突起**，基部有果穗梗残存或脱落。质硬而脆，易折断，断面不整齐，颗粒状，小浆果球形，直径约 0.1cm。**有特异香气，味辛辣**。以肥大、饱满、坚实、色黑褐、气味浓者为佳。

【性味功效】 辛，热。温中散寒，下气止痛。内服煎汤 1～3g。

【验方精选】

1. 脘腹冷痛　荜茇 30g，诃子 30g，干姜 30g，人参 30g，桂枝 15g，白茯苓 15g，胡椒 15g，研末制蜜丸服。

2. 腹痛泄泻　荜茇 15g，肉豆蔻 30g，干姜 15g，诃黎勒 30g，白术 0.9g，甘草 15g，木香 30g，研末制散服。

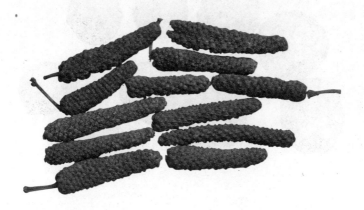

荜澄茄（山胡椒、山苍子、臭樟子）

【来源】为樟科植物山鸡椒 *Litsea cubeba* (Lour.) Pers. 的果实。

【性状鉴别】果实呈类球形，直径0.4～0.6cm。表面棕褐色至黑褐色，**有网状皱纹。基部偶有宿萼和细果梗。除去外皮可见硬脆的果核**，种子1，子叶2，黄棕色，**富油性**。气芳香，味稍辣而微苦。以粒大、油性足、香气浓者为佳。

【性味功效】辛，温。温中散寒，行气止痛。内服煎汤1～3g。

【验方精选】

1. 心腹痛　荜澄茄15g，良姜60g，神曲30g，青皮30g，官桂30g，阿魏15g，研末制丸服。

2. 胃寒痛，疝气　荜澄茄1.5～3g，开水泡服。

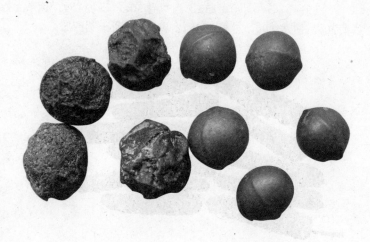

胡椒（昧履支、浮椒、玉椒）

【来源】为胡椒科植物胡椒 *Piper nigrum* L. 的成熟或近成熟果实。

【性状鉴别】黑胡椒　果实呈球形，直径 3.5～5cm。**表面黑褐色，具隆起网状皱纹**，顶端有细小花柱残迹，基部有自果轴脱落的疤痕。质硬，外果皮可剥离，内果皮灰白色或淡黄色。**断面黄白色，粉性，中有小空隙。气芳香，味辛辣**。以粒大、饱满、色黑、皮皱、气味强烈者为佳。

　　白胡椒　**果实表面灰白色或淡黄白色，平滑**，顶端与基部间有多数浅色线状条纹。以粒大、个圆、坚实、色白、气味强烈者为佳。

【性味功效】辛，热。温中散寒，下气，消痰。内服煎汤 0.6～1.5g。

【验方精选】

　　1. 脾胃虚寒　胡椒 60g，荜茇 60g，款冬花 60g，甘草 60g，干姜 60g，陈皮 60g，白术 75g，细辛 60g，高良姜 60g，研末制蜜丸服。

　　2. 癫痫　胡椒、荜茇各 0.8g，研末制散服。

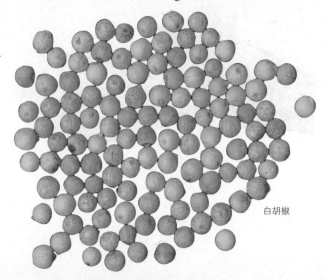

白胡椒

高良姜（高凉姜、良姜、蛮姜）

【来源】为姜科植物高良姜 *Alpinia officinarum* Hance 的根茎。

【性状鉴别】根茎呈圆柱形，多弯曲，有分枝，长5～9cm，直径1～1.5cm。表面棕红色至暗褐色，**有细密的纵皱纹和灰棕色的波状环节**，节间长0.2～1cm，一面有圆形的根痕。质坚韧，不易折断，**断面灰棕色或红棕色，纤维性，中柱约占1/3。气香，味辛辣。**以质坚实、断面色红棕、气味浓者为佳。

【性味功效】辛，热。温胃止呕，散寒止痛。内服煎汤3～6g。

【验方精选】

1. 心腹绞痛，两胁支满　高良姜15g，厚朴6g，当归9g，桂心9g，水煎服。

2. 呕吐　高良姜3g，生姜3g，水煎服。

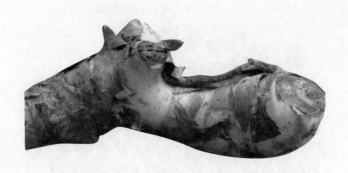

八、理气药

刀豆（刀豆子、大刀豆、大戈豆）

【来源】为豆科植物刀豆*Canavalia gladiata* (Jacq.) DC.的种子。

【性状鉴别】种子呈扁卵圆形或扁肾形，长2～3.5cm，宽1～2cm，厚0.5～1.2cm。表面淡红色至红紫色，微皱缩，略有光泽。**边缘具眉状黑色种脐**，长约2cm，上有白色细纹3条。质硬，难破碎。**种皮革质，内表面棕绿色而光亮**；子叶2，黄白色，油润。气微，味淡，**嚼之有豆腥味**。以个大饱满、表面色红者为佳。

【性味功效】甘，温。温中，下气，止呃。内服煎汤6～9g。

【验方精选】

1. 气滞呃逆　老刀豆文火焙干为末，每服9g。

2. 腰膝酸软　刀豆2粒，包于猪腰子内，外裹叶，烧熟食。

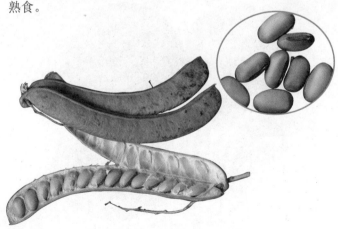

川楝子（楝实、楝子、苦楝子）

【来源】为楝科植物川楝 *Melia toosendan* Sieb.et Zucc. 的果实。

【性状鉴别】果实呈类球形，直径 2 ～ 3.2cm。表面金黄色至棕黄色，微有光泽，少数凹陷或皱缩，具深棕色小点。顶端有花柱残痕，基部凹陷，有果梗痕。外果皮革质，与果肉间常成空隙，果肉松软，淡黄色，遇水润湿显黏性。果核球形或卵圆形，质坚硬，两端平截，有 6 ～ 8 室，每室含黑棕色长圆形的种子 1 粒。气特异，味酸、苦。以个大饱满、色黄者为佳。

【性味功效】苦，寒；有毒。疏肝泄热，行气止痛，杀虫。内服煎汤 5 ～ 10g。

【验方精选】

　　1. 寒疝疼痛　川楝子 12g，木香 9g，茴香 6g，吴茱萸 3g，水煎服。

　　2. 阴道滴虫　川楝子、苦参、蛇床子等量研末，用棉纱包裹纳入阴道中。

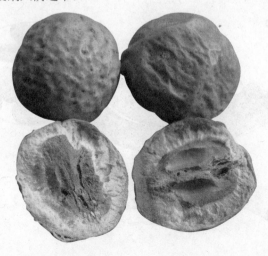

广陈皮（广橘皮、橘子皮）

【来源】为芸香科植物茶枝柑（新会柑）*Citrus reticulata* 'Chachiensis' 的果皮。

【性状鉴别】果皮常3瓣相连，形状整齐，厚度均匀，约0.1cm。点状油室较大，对光照视，透明清晰。质较柔软。以完整、油点大而透明、气香者为佳。

【性味功效】苦、辛，温。理气健脾，燥湿化痰。内服煎汤3～10g。

【验方精选】

1. 中焦寒湿　苍术9g，厚朴6g，陈皮9g，甘草3g，水煎服。

2. 呕吐　陈皮12g，竹茹12g，大枣5枚，生姜9g，甘草6g，人参3g，水煎服。

3. 咳嗽　半夏15g，橘红15g，白茯苓9g，甘草4.5g，生姜7片，乌梅1个，水煎服。

4. 胸痹　陈皮12g，枳实2.5g，生姜6g，水煎服。

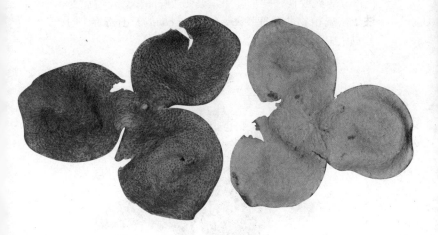

天仙藤（兜铃苗、青木香藤、香藤）

【来源】为马兜铃科植物马兜铃 *Aristolochia debilis* Sieb.et Zucc. 的地上部分。

【性状鉴别】茎呈细长圆柱形，略弯曲，直径0.1～0.3cm；表面黄绿色或淡黄褐色，有纵棱及节，节间不等长；质脆，易折断，断面有数个大小不等的维管束。叶互生，多皱缩、破碎，完整叶片展平后呈三角状狭卵形或三角状宽卵形，基部心形，暗绿色或淡黄褐色，基生叶脉明显，叶柄细长。气清香，味淡。以完整、暗绿色者为佳。

【性味功效】苦，温。行气活血，通络止痛。内服煎汤3～6g。

【验方精选】

1. 疝气痛　天仙藤30g，好酒一碗，煮至半碗服之。

2. 妇人两腿足浮肿　天仙藤1.5g，香附子1.5g，陈皮1.5g，甘草1.5g，乌药1.5g，生姜3片，木瓜3片，苏叶3片，水煎服。

3. 毒蛇咬伤，痔疮肿痛　天仙藤鲜品捣烂，敷患处。

注：同属植物北马兜铃 *Aristolochia contorta* Bge. 的地上部分也做中药天仙藤用。

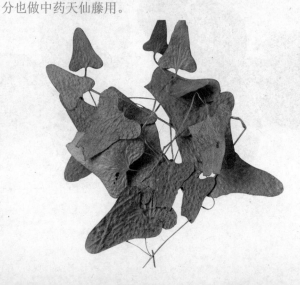

化橘红（化皮、化州橘红、柚皮橘红）

【**来源**】为芸香科植物化州柚 *Citrus grandis* 'Tomentosa' 的未成熟或近成熟的外层果皮，习称为"毛橘红"。

【**性状鉴别**】果皮呈对折的七星或展平的五角星状，单片呈柳叶形。完整者展平后直径15～28cm，厚0.2～0.5cm。**外表面黄绿色，密布茸毛，有皱纹及小油室**；内表面黄白色或淡黄棕色，有脉络纹。质脆，易折断，**断面不整齐，外缘有一列不整齐的下凹的油室**，内侧稍柔而有弹性。气芳香，味苦、微辛。化州柚自行脱落的未成熟果实，称"橘红胎"，圆球形，墨绿色，密布茸毛。以片薄、均匀、气味浓者为佳。

【**性味功效**】辛、苦，温。理气宽中，燥湿化痰。内服煎汤3～6g。

【**验方精选**】

1. 支气管炎　过江龙30g，化橘红15g，杏仁9g，水煎服。

2. 咳嗽气喘　化橘红15g，半夏15g，川贝9g，水煎服。

注：同属植物柚 *Citrus grandis* (L.) Osbeck 的未成熟或近成熟的外层果皮也做中药化橘红用，习称为"光橘红"。

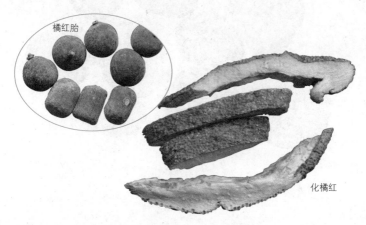

橘红胎

化橘红

乌药（旁其、天台乌药、矮樟根）

【**来源**】为樟科植物乌药 *Lindera aggregata* (Sims) Kosterm. 的块根。

【**性状鉴别**】块根多呈纺锤形，略弯曲，有的中部收缩成连珠状，长6～15cm，直径1～3cm。表面黄棕色或黄褐色，有纵皱纹及稀疏的细根痕。质坚硬。切面黄白色或淡黄棕色，射线放射状，可见年轮环纹，中心颜色较深。气香，味微苦、辛，有清凉感。以断面色黄白、香气浓者为佳。

【**性味功效**】辛，温。行气止痛，温肾散寒。内服煎汤6～10g。

【**验方精选**】

1. 寒疝腹痛　乌药12g，木香6g，小茴香6g，青皮6g，高良姜9g，槟榔9g，川楝子12g，巴豆12g，研末制散服。

2. 遗尿　乌药6g，益智仁9g，研末制丸服。

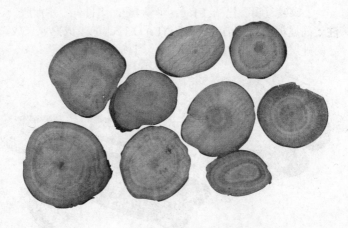

佛手（佛手柑、蜜萝柑、五指柑）

【**来源**】为芸香科植物佛手 *Citrus medica* L. var. *sarcodactylis* Swingle 的果实。

【**性状鉴别**】果实呈类椭圆形或卵圆形的薄片，常皱缩或卷曲，长 6～10cm，宽 3～7cm，厚 0.2～0.4cm。顶端稍宽，常有 3～5 个手指状的裂瓣，基部略窄，有的可见果梗痕。外皮黄绿色或橙黄色，有皱纹和油点。果肉浅黄白色，散有凹凸不平的线状或点状维管束。质硬而脆，受潮后柔韧。气香，味微甜后苦。以个大、气香者为佳。

【**性味功效**】辛、苦、酸，温。疏肝理气，和胃止痛，燥湿化痰。内服煎汤 3～10g。

【**验方精选**】

1. 肝胃气滞，胸胁胀痛　佛手焙干研末，烧酒送服 9g。
2. 咳嗽痰多　佛手 6～9g，水煎服。

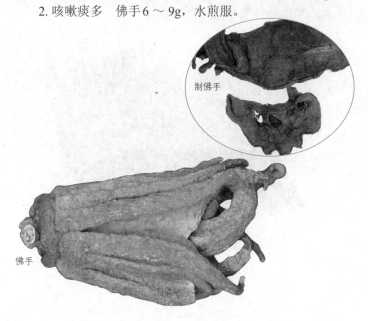

制佛手

佛手

沉香（女儿香、沉水香、土沉香）

【**来源**】为瑞香科植物白木香 *Aquilaria sinensis* (Lour.) Gilg 含有树脂的木材。

【**性状鉴别**】含树脂木材呈不规则块、片状或盔帽状，有的为小碎块。表面凹凸不平，有刀痕，偶有孔洞，可见黑褐色树脂与黄白色木部相间的斑纹，孔洞及凹窝表面多呈朽木状。质较坚实，断面刺状。气芳香，味苦。以体重、色棕黑油润、燃之有油渗出、香气浓烈者为佳。

【**性味功效**】辛、苦，微温。行气止痛，温中止呕，纳气平喘。内服煎汤 1 ~ 5g。

【**验方精选**】

胃寒呕吐　沉香15g，丁香15g，木香15g，槟榔15g，桂心30g，诃黎勒皮30g，川大黄15g，肉豆蔻15g，麝香0.3g，研末制丸服。

青皮（青橘皮、青柑皮）

【来源】为芸香科植物橘 *Citrus reticulata* Blanco 及其栽培变种的未成熟果实的果皮。5～6月收集自落的幼果，晒干，习称为"个青皮"；7～8月采收未成熟的果实，在果皮上纵剖成四瓣至基部，除尽瓤瓣，晒干，习称为"四花青皮"。

【性状鉴别】四花青皮　果皮剖成4裂片，裂片长椭圆形，长4～6cm，厚0.1～0.2cm。外表面灰绿色或黑绿色，**密生多数油室**；内表面类白色或黄白色，粗糙，附黄白色或黄棕色小筋络。质稍硬，易折断，**断面外缘有油室1～2列**。气香，味苦、辛。以外皮青、内白、皮厚者为佳。

【性味功效】苦、辛，温。疏肝破气，消积化滞。内服煎汤3～10g。

【验方精选】

　　1. 脘腹胀痛　青皮、穿山甲、白芷、甘草、贝母各2.4g，水煎服。

　　2. 乳房内有核如指头，不痛不痒　青皮12g，水煎服。

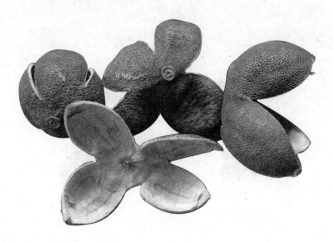

玫瑰花（徘徊花、笔头花、湖花）

【**来源**】为蔷薇科植物玫瑰 *Rosa rugosa* Thunb. 的花蕾。

【**性状鉴别**】花蕾呈半球形或不规则团块，直径0.7～1.5cm。残留花梗上被细柔毛，**花托半球形，与花萼基部合生**；萼片5，披针形，黄绿色或棕绿色，被有细柔毛；**花瓣多皱缩，展平后宽卵形**，呈覆瓦状排列，紫红色，有的黄棕色；雄蕊多数，黄褐色；**花柱多数，柱头在花托口集成头状**，略突出，短于雄蕊。体轻，质脆。**气芳香浓郁**，味微苦涩。以色红、完整、香气浓者为佳。

【**性味功效**】甘、微苦，温。理气解郁，和血调经。内服煎汤3～6g。

【**验方精选**】

1. 胁肋胀痛，嗳气少食　玫瑰花6g，佛手10g，沸水浸泡后，代茶饮。

2. 月经不调　玫瑰花根6～9g，水煎服。

3. 外伤血瘀胀痛　玫瑰花9g，全当归6g，红花3g，水煎服。

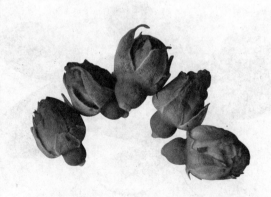

荔枝核（荔核、荔仁、枝核）

【来源】为无患子科植物荔枝 *Litchi chinensis* Sonn. 的种子。

【性状鉴别】种子呈长圆形或卵圆形，略扁，长 1.5～2.2cm，直径 1～1.5cm。表面红棕色或紫棕色，平滑，有光泽，略有凹陷及细波纹，一端有类圆形黄棕色的种脐。质硬。子叶 2，黄棕色。气微，味微甘、苦、涩。以个大、色棕红者为佳。

【性味功效】甘、微苦，温。行气散结，祛寒止痛。内服煎汤 5～10g。

【验方精选】

1. 睾丸肿痛　荔枝核 9g，橘核 9g，小茴香 4.5g，水煎服。

2. 胃脘久痛　荔枝核、木香等份，研末制散服。

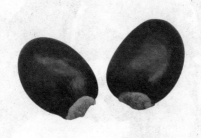

柿蒂（柿钱、柿丁、柿子把）

【来源】为柿树科植物柿 *Diospyros kaki* Thunb. 的宿萼。

【性状鉴别】宿萼呈扁圆形，直径1.5～2.5cm。**中央较厚，微隆起，有果实脱落后的圆形疤痕，边缘较薄，4裂，裂片多反卷，易碎**；基部有果梗或圆孔状的果梗痕。外表面黄褐色或红棕色，内表面黄棕色，**密被细绒毛**。质硬而脆。气微，味涩。以完整、个大、色红棕者为佳。

【性味功效】苦、涩、平。降逆下气。内服煎汤4.5～9g。

【验方精选】胸脘痞闷　丁香6g，柿蒂9g，人参3g，生姜6g，水煎服。

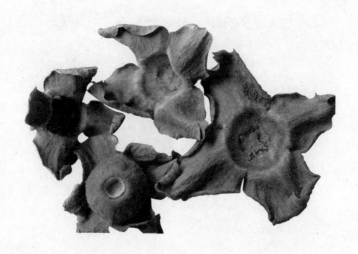

香附（香附子、香附米、三棱草根）

【来源】为莎草科植物莎草 *Cyperus rotundus* L. 的根茎。

【性状鉴别】根茎多呈纺锤形，有的略弯曲，长 2～3.5cm，直径 0.5～1cm。表面棕褐色或黑褐色，有纵皱纹，**并有6～10个略隆起的环节，节上有未除净的棕色毛须和须根断痕**；去净毛须者较光滑，环节不明显。质硬，**经蒸者断面黄棕色或红棕色，角质样**；生晒者断面色白而显粉性，内皮层环纹明显，中柱色较深，**点状维管束散在**。气香，味微苦。以个大、质坚实、棕褐色、香气浓者为佳。

【性味功效】辛、微苦、微甘，平。疏肝解郁，理气宽中，调经止痛。内服煎汤 6～10g。

【验方精选】

1. 胁肋胀痛　陈皮 6g，柴胡 6g，川芎 4.5g，枳壳 4.5g，芍药 4.5g，甘草 1.5g，香附 4.5g，水煎服。

2. 脾胃气滞　香附 32g，砂仁 8g，研末制散服。

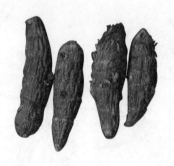

桂花（九里香、岩桂、木犀花）

【来源】为木犀科植物木犀 *Osmanthus fragrans* (Thunb.) Lour. 的花。

【性状鉴别】花小，具细柄；**花萼细小，浅4裂，膜质；花冠4裂**，裂片矩圆形，多皱缩，长0.3～0.4cm，淡黄色至黄棕色。**气芳香**，味淡。以完整、色黄、气香者为佳。

【性味功效】辛，温。温肺化饮，散寒止痛。内服煎汤 3～9g。

【验方精选】

1. **胃寒气痛**　桂花3g，香附9g，高良姜9g，砂仁 6g，水煎服。

2. **胃寒腹痛**　桂花4.5g，高良姜4.5g，小茴香3g，水煎服。

3 **经闭腹痛**　桂花12g，对月草12g，倒竹散12g，益母草12g，艾叶9g，月季花6g，水煎服。

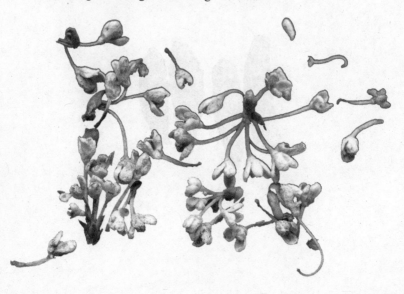

檀香（白檀、檀香木、真檀）

【**来源**】为檀香科植物檀香 *Santalum album* L. 树干的心材。

【**性状鉴别**】心材呈长短不一的圆柱形木段，有的略弯曲，一般长约1m，直径10～30cm。外表面灰黄色或黄褐色，光滑细腻，有的具疤节或纵裂，**横断面呈棕黄色，显油迹**；棕色年轮明显或不明显，纵向劈开纹理顺直。质坚实，不易折断。**气清香，燃烧时香气更浓**；味淡，嚼之有辛辣感。以断面色棕黄、油性强，燃烧香气浓者为佳。

【**性味功效**】辛，温。行气温中，开胃止痛。内服煎汤2～5g。

【**验方精选**】

胸腹冷痛　沉香0.3g，人参0.3g，丁香0.9g，藿香叶30g，檀香15g，甘草15g，白豆蔻仁15g，木香15g，缩砂仁15g，白术15g，肉桂15g，乌药15g，水煎服。

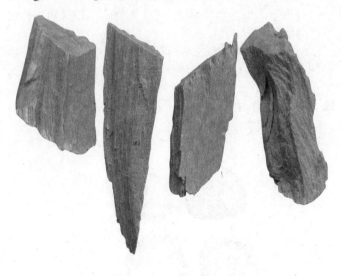

九、消食药

山楂（鼠楂、山里红果、山里果子）

【来源】为蔷薇科植物山楂 *Crataegus pinnatifida* Bge. 的果实。

【性状鉴别】果实呈圆形片，皱缩不一，直径 1～2.5cm，厚 0.2～0.4cm。**外皮红色，具皱纹，有灰白色小斑点。**果肉深黄色至浅棕色。**中部横切片具 5 粒浅黄色果核，但多脱落而中空。**有的可见短而细的果梗或花萼残迹。气微清香，味酸、微甜。以片大、皮红、肉厚者为佳。

【性味功效】酸、甘，微温。消食健胃，行气散瘀，化浊降脂。内服煎汤 9～12g。

【验方精选】

　　1. 食肉不消　山楂肉 120g，水煎服。

　　2. 痢疾初起　山楂 30g、红蔗糖 15g，白蔗糖 15g，水煎冲细茶 5g 饮服。

　　3. 产后面紫，痛经　当归尾 9～15g、山楂 6g，香附 6g，红花 6g，乌药 3～6g，青皮 4.5g，木香 2.1g，泽泻 4.5g，水煎服。

注：同属植物山里红 *Crataegus pinnatifida* Bge. var. *major* N.E.Br. 的果实也作中药山楂用。

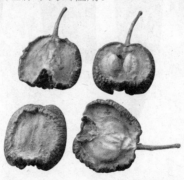

鸡矢藤（鸡屎藤、臭屎藤、臭藤）

【**来源**】为茜草科植物鸡矢藤*Paederia scandens* (Lour.) Merr. 的全草。

【**性状鉴别**】茎呈扁圆柱形，稍扭曲，无毛或近无毛，老茎灰棕色，栓皮常脱落，有纵皱纹及叶柄断痕，易折断，断面平坦，灰黄色；嫩茎黑褐色，质韧，不易折断，**断面纤维性，灰白色或浅绿色。叶对生，多皱缩或破碎，完整者展平后呈宽卵形或披针形，先端尖，全缘，绿褐色。**聚伞花序顶生或腋生，前者多带叶，后者疏散少花，花序轴及花均被疏柔毛，花淡紫色。气特异，味微苦、涩。以完整、叶多、浅绿色者为佳。

【**性味功效**】甘、微苦，平。祛暑利湿，消积，解毒。内服煎汤10～15g。

【**验方精选**】

1. 食积腹泻　鸡矢藤30g，水煎服。
2. 背疽　鸡矢藤60g，酒煎搽洗患处。

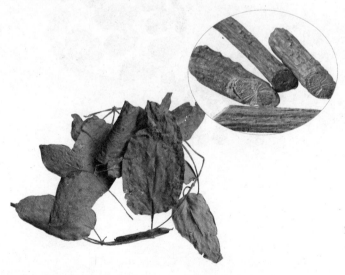

莱菔子（萝卜子、芦菔子）

【来源】为十字花科植物萝卜 *Raphanus sativus* L. 的种子。

【性状鉴别】种子呈类卵圆形或椭圆形，稍扁，长 0.2～0.4cm，宽 0.2～0.3cm。表面黄棕色、红棕色或灰棕色。一端有深棕色圆形种脐，一侧有数条纵沟。种皮薄而脆，子叶 2，黄白色，有油性。气微，味淡、微苦辛。以饱满、色棕色者为佳。

【性味功效】辛、甘，平。消食除胀，降气化痰。内服煎汤 5～12g。

【验方精选】

1. 饮食积滞　山楂15g，神曲15g，半夏15g，茯苓15g，陈皮10g，连翘10g，莱菔子10g，研末制水丸服。

2. 咳嗽气喘　莱菔子2.5g，白芥子2.5g，苏子2.5g，水煎服。

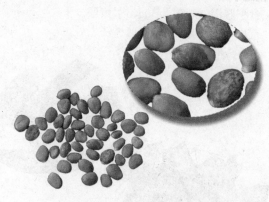

稻芽（稻牙、谷蘖、稻蘖）

【**来源**】为禾本科植物稻 *Oryza sativa* L. 的成熟果实经发芽干燥而得。

【**性状鉴别**】呈扁长椭圆形，两端略尖，长 0.7～0.9cm，直径约 0.3cm。外稃黄色，有白色细茸毛，具 5 脉。一端有 2 枚对称的白色条形浆片，长 0.2～0.3cm，于一个浆片内侧伸出弯曲的须根 1～3 条，长 0.5～1.2cm。质硬，断面白色，粉性。气微，味淡。以色白、粉性强者为佳。

【**性味功效**】甘，温。消食和中，健脾开胃。内服煎汤 9～15g。

【**验方精选**】启脾进食　稻芽 120g，研为末，加少量姜汁、盐，和做饼，焙干。加炙甘草、砂仁、白术各 30g，研为末，白汤送服。

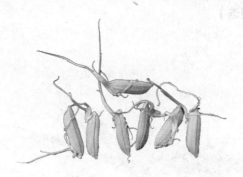

十、驱虫药

土荆芥（痱子草、杀虫草、虱子草）

【来源】为藜科植物土荆芥 *Chenopodium ambrosioides* L. 的带果穗全草。

【性状鉴别】全草黄绿色，茎上有柔毛。叶皱缩破碎，叶缘常具稀疏不整齐的钝锯齿；上表面光滑，下表面可见散生油点；叶脉有毛。花着生于叶腋。胞果扁球形，外被一薄层囊状的宿萼，种子黑色或暗红色。具强烈而特殊的香气。味辣而微苦。以叶多完整、味辣者为佳。

【性味功效】辛、苦，微温；有毒。祛风除湿，杀虫止痒，活血消肿。内服煎汤 3～9g。

【验方精选】

　　1. 胆道蛔虫病　土荆芥鲜叶 6g，牡荆根、香薷各 15g，鬼针草 30g。水煎服。

　　2. 湿疹　土荆芥鲜全草适量。水煎，洗患处。

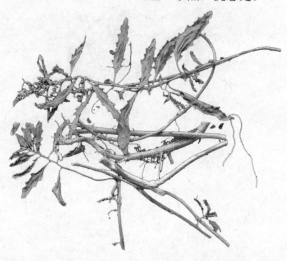

苦楝皮（楝木皮、苦楝树皮、苦楝根皮）

【来源】为楝科植物楝 *Melia azedarach* L. 的树皮和根皮。

【性状鉴别】呈不规则板片状、槽状或半卷筒状，长宽不一，厚 0.2～0.6cm。**外表面灰棕色或灰褐色**，粗糙，有交织的纵皱纹和点状灰棕色皮孔，除去粗皮者淡黄色；**内表面类白色或淡黄色**。质韧，不易折断，**断面纤维性，呈层片状，易剥离**。气微，味苦。以皮厚、色黄者为佳。

【性味功效】苦，寒；有毒。杀虫疗癣。内服煎汤 3～6g。

【验方精选】

1. 蛲虫病　苦楝皮与百部、乌梅同煎，取浓液于晚间作保留灌肠。

2. 顽固性湿癣　苦楝皮，洗净晒干烧灰，调茶油涂抹患处。

3. 疥疮风虫　苦楝皮、皂角等分研末，用猪脂调涂患处。

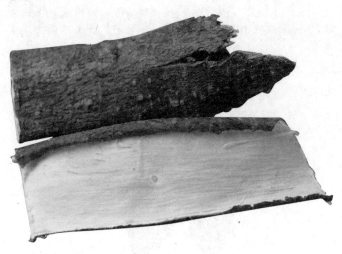

使君子（史君子、五棱子、索子果）

【来源】为使君子科植物使君子 *Quisqualis indica* L. 的果实。

【性状鉴别】果实呈椭圆形或卵圆形，**具5条纵棱，偶有4～9棱**，长2.5～4cm，直径约2cm。表面黑褐色至紫黑色，平滑，微有光泽。顶端狭尖，基部钝圆，有明显圆形的果梗痕。**质坚硬，横切面多呈五角星状**，棱角处壳较厚，中间呈类圆形空腔。种子长椭圆形或纺锤形，长约2cm，直径约1cm；表面棕褐色或黑褐色，有多数纵皱纹；种皮薄，易剥离；子叶2，黄白色，有油性，断面有裂隙。气微香，味微甜。以个大成熟、种仁饱满、子叶黄白色者为佳。

【性味功效】甘，温；有毒。杀虫消积。内服煎汤9～12g。

【验方精选】

1. 小儿腹中蛔虫攻痛，口吐涎沫　使君子6～15g，研末制散服。

2. 小儿疳积　肉豆蔻50g，木香20g，六神曲100g，麦芽50g，胡黄连100g，槟榔50g，使君子仁100g，研末制蜜丸服。

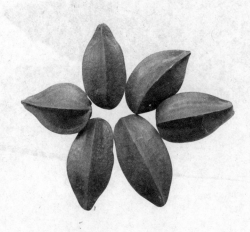

南瓜子（南瓜仁、白瓜子、倭瓜子）

【**来源**】为葫芦科植物南瓜 *Cucurbita moschata* Duch.ex Poir. 的种子。

【**性状鉴别**】种子呈扁圆形，长 1.2～1.8cm，宽 0.7～1cm。表面淡黄白色至淡黄色，**两面平坦而微隆起，边缘稍有棱**，一段略尖，先端有珠孔，种脐稍突起或不明显。除去种皮，有黄绿色薄膜状胚乳。子叶2枚，黄色，肥厚，有油性。气微香，味微甘。以饱满、色黄、气香者为佳。

【**性味功效**】甘，平。杀虫，下乳，利水消肿。内服煎汤 30～60g。

【**验方精选**】

绦虫病　研末，冷开水调服60～120g，两小时后服槟榔60～120g的水煎剂，再过半小时，服玄明粉15g，即可促使虫体排出。

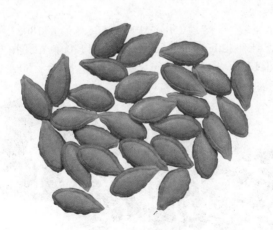

蛇床子（野茴香、蛇床实、蛇米）

【来源】为伞形科植物蛇床 *Cnidium monnieri* (L.) Cuss. 的果实。

【性状鉴别】双悬果呈椭圆形，长 0.2～0.4cm，直径约 0.2cm。表面灰黄色或灰褐色，顶端有 2 枚向外弯曲的柱基，基部偶有细梗。分果瓣的背面有薄而突起的纵棱 5 条，接合面平坦，有 2 条棕色略突起的纵棱线。果皮松脆，揉搓易脱落。种子细小，灰棕色，显油性。气香，味辛凉，有麻舌感。以黄绿色、手搓之有辛辣香气、颗粒饱满者为佳。

【性味功效】辛、苦，温；有小毒。燥湿祛风，杀虫止痒，温肾壮阳。内服煎汤 3～10g。

【验方精选】

1. 耳内湿疮　蛇床子，黄连各 3g，轻粉 0.3g，研末，吹入患处。

2. 阳痿　熟地 250g，白芍 250g，当归 180g，枸杞 180g，杜仲 120g，仙茅 120g，巴戟肉 120g，山茱萸 120g，淫羊藿 120g，肉苁蓉 120g，韭子 120g，蛇床子 60g，附子 60g，肉桂 60g，研末制蜜丸服。

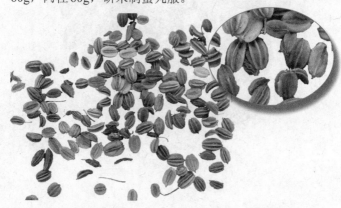

榧子（榧实、香榧、玉榧）

【来源】为红豆杉科植物榧 *Torreya grandis* Fort. 的种子。

【性状鉴别】种子呈卵圆形或长卵圆形，长 2 ～ 3.5cm，直径 1.3 ～ 2cm。表面灰黄色或淡黄棕色，有纵皱纹，一端钝圆，可见椭圆形的种脐，另一端稍尖。种皮质硬，厚约0.1cm。种仁表面皱缩，外胚乳灰褐色，膜质；内胚乳黄白色，肥大，富油性。气微，味微甜而涩。以饱满、色黄、质坚实者为佳。

【性味功效】甘，平。杀虫消积，润肺止咳，润肠通便。内服煎汤 9 ～ 15g。

【验方精选】

1. 肠道寄生虫病　榧子30g，使君子30g，大蒜30g，水煎服。

2. 便秘　单用炒熟嚼服。

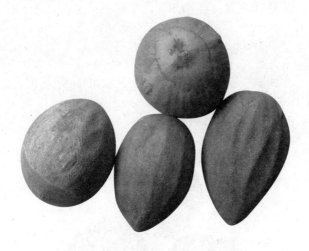

槟榔（白槟榔、大腹槟榔、槟榔玉）

【来源】为棕榈科植物槟榔 *Areca catechu* L. 的种子。

【性状鉴别】种子呈扁球形或圆锥形，高 1.5～3.5cm，底部直径 1.5～3cm。表面淡黄棕色或淡红棕色，**具稍凹下的网状沟纹，底部中心有圆形凹陷的珠孔，其旁有 1 明显疤痕状种脐**。质坚硬，不易破碎，**断面可见棕色种皮与白色乳胚相间的大理石样花纹**。气微，味涩、微苦。未成熟的种子入药，称"枣儿槟"；成熟果皮入药，称"大腹毛"；未成熟果皮入药，称"大腹皮"。以个大、体重、质坚、无破裂者为佳。

【性味功效】苦、辛，温。杀虫，消积，行气，利水，截疟。内服煎汤 3～10g。

【验方精选】

1. 绦虫病　槟榔、木香等份研末，每服 9g。

2. 腹胀便秘　木香 50g，槟榔 50g，枳壳 50g，陈皮 50g，青皮 50g，香附 150g，三棱 50g，莪术 50g，黄连 50g，黄柏 150g，大黄 150g，牵牛子 200g，芒硝 100g，研末制水丸服。

3. 脚气　槟榔 10g，陈皮 30g，木瓜 30g，吴茱萸 6g，桔梗 15g，生姜 15g，紫苏 9g，水煎服。

4. 疟疾　草果、槟榔、陈皮、青皮、厚朴、常山、甘草各 6g，水煎服。

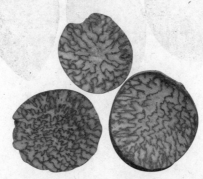

十一、止血药

大蓟（刺蓟、野刺菜、虎蓟）

【来源】为菊科植物蓟 *Cirsium japonicum* Fisch.ex DC.的根与地上部分。

【性状鉴别】茎呈圆柱形，基部直径可达1.2cm；表面绿褐色或棕褐色，有数条纵棱，被丝状毛；断面灰白色，髓部疏松或中空。叶皱缩，多破碎，完整叶片展平后呈倒披针形或倒卵状椭圆形，羽状深裂，边缘具不等长的针刺；上表面灰绿色或黄棕色，下表面色较浅，**两面均具灰白色丝状毛**。花序顶生，球形或椭圆形，总苞黄褐色，羽状冠毛灰白色。气微，味淡。以色灰绿、叶多、无花者为佳。

【性味功效】甘、苦，凉。凉血止血，散瘀解毒消痈。内服煎汤9～15g。

【验方精选】

　　1. 热结血淋　大蓟30～90g，水煎服。

　　2. 汤火烫伤　大蓟，捣烂，包麻布炖热，绞汁，涂抹患处。

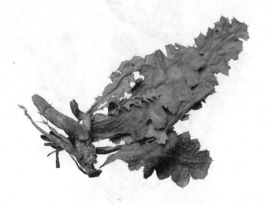

小蓟（猫蓟、千针草、小刺盖）

【**来源**】为菊科植物刺儿菜 *Cirsium setosum* (Willd.) MB. 的地上部分。

【**性状鉴别**】茎呈圆柱形，有的上部分枝，长 5～30cm，直径 0.2～0.5cm；**表面灰绿色或带紫色，具纵棱及白色柔毛**；质脆，易折断，**断面中空**。叶互生，有短柄或无柄；叶片皱缩或破碎，完整者展平后呈长椭圆形或长圆状披针形，长 3～12cm，宽 0.5～3cm；**全缘或微齿裂至羽状深裂，齿尖具针刺**；上表面深褐色，下表面灰绿色，两面均具白色柔毛。头状花序单个或数个顶生；总苞钟状，苞片 5～8 层，黄绿色；花紫红色。气微，味微苦。以完整、叶多、少破碎、无花者为佳。

【**性味功效**】甘、苦，凉。凉血止血，散瘀解毒消痈。内服煎汤 5～12g。

【**验方精选**】

1. 出血证　大蓟、小蓟、荷叶、侧柏叶、茅根、茜根、山栀、大黄、牡丹皮、棕榈皮各 9g，研末调服。

2. 疮疡肿痛　鲜小蓟捣烂敷患处。

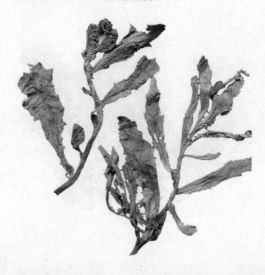

艾叶（艾蒿、蕲艾、艾蓬）

【来源】为菊科植物艾 *Artemisia argyi* Levl.et Vant. 的叶。

【性状鉴别】叶多皱缩、破碎，有短柄。完整叶片展平后呈卵状椭圆形，**羽状深裂**，裂片椭圆状披针形，**边缘有不规则的粗锯齿**；上表面灰绿色或深黄绿色，有稀疏的柔毛和腺点；下表面密生灰白色绒毛。质柔软。气清香，味苦。以叶厚、色青、背面灰白色、绒毛多、质柔软、香气浓郁者为佳。

【性味功效】辛、苦，温；有毒。温经止血，散寒止痛；外用祛湿止痒。内服煎汤3～9g。

【验方精选】

1. 崩漏　阿胶、川芎、甘草、艾叶、当归、芍药、干地黄各3g，水煎服。

2. 月经不调　艾叶120g，香附240g，吴茱萸80g，肉桂20g，当归120g，川芎80g，白芍80g，地黄40g，黄芪80g，续断60g，研末制蜜丸服。

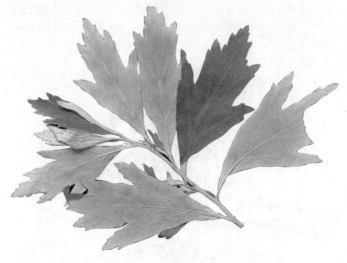

仙鹤草（狼牙草、龙牙草、金顶龙芽）

【来源】为蔷薇科植物龙牙草 *Agrimonia pilosa* Ledeb. 的地上部分。

【性状鉴别】长 50～100cm，全体被白色柔毛。茎下部圆柱形，红棕色，上部方柱形，四面略凹陷，绿褐色，有纵沟和棱线，有节；体轻，质硬，易折断，断面中空。单数羽状复叶互生，暗绿色，皱缩卷曲；质脆，易碎；**叶片有大小两种，相间生于叶轴上**，顶端小叶较大，完整小叶展平后呈卵形或长椭圆形，先端尖，基部楔形，边缘有锯齿；**托叶抱茎**。总状花序细长，花萼下部呈筒状，萼筒上部有钩刺，花瓣黄色。气微，味微苦。以茎红棕色、质嫩、叶多者为佳。

【性味功效】苦、涩，平。收敛止血，截疟，止痢，解毒，补虚。内服煎汤 6～12g。

【验方精选】

1. 虚损唾血，咯血　仙鹤草 18g，红枣 5 枚，水煎服。

2. 赤白痢及咯血、吐血　仙鹤草 9～18g，水煎服。

3. 盗汗　仙鹤草 30g，白芍 15g，甘草 6g，生地 12g，麦冬 12g，柏子仁 15g，茯苓 10g，大枣 3 枚，水煎服。

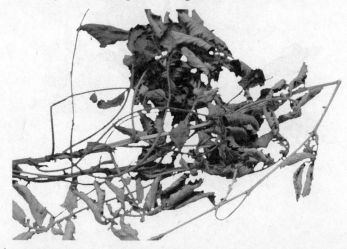

白及（甘根、白给、君求子）

【**来源**】为兰科植物白及 *Bletilla striata* (Thunb.) Reichb.f. 的块茎。

【**性状鉴别**】块茎呈不规则扁圆形，**多有2～3个爪状分枝**，长1.5～5cm，厚0.5～1.5cm。表面灰白色或黄白色，有数圈同心环节和棕色点状须根痕，上面有突起的茎痕，下面有连接另一块茎的痕迹。质坚硬，不易折断，**断面类白色，角质样**。气微，味苦，**嚼之有黏性**。以个大、饱满、色白、半透明、质坚实者为佳。

【**性味功效**】苦、甘、涩，微寒。收敛止血，消肿生肌。内服煎汤6～15g。

【**验方精选**】

1. 吐血　白及30g，枇杷叶15g，藕节15g，研末制丸服。

2. 冬天手足皲裂　白及研末，水调敷患处。

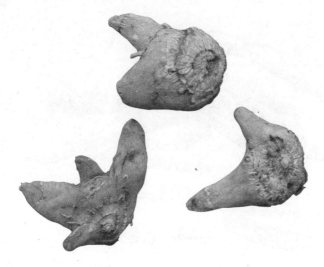

白茅根（茅根、茅草根、甜草根）

【来源】为禾本科植物白茅 *Imperata cylindrica* Beauv. var. *major* (Nees) C.E.Hubb. 的根茎。

【性状鉴别】根茎呈长圆柱形，长30～60cm，直径0.2～0.4cm。表面黄白色或淡黄色，微有光泽，**具纵皱纹，节明显**，稍突起，节间长短不等，通常长1.5～6cm。体轻，质略脆，**断面皮部白色，多有裂隙，放射状排列，中柱淡黄色，易于皮部剥离**。气微，味微甜。以粗壮、色白者为佳。

【性味功效】甘，寒。凉血止血，清热利尿。内服煎汤9～30g。

【验方精选】

    1. 咯血　鲜茅根120g，鲜藕120g，水煎服。

    2. 热淋，小便不利　鲜茅根120g，水煎服。

    3. 呕吐　茅根、葛根各100g，水煎服。

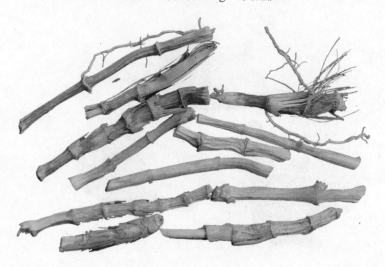

地榆（野升麻、红地榆、黄瓜香）

【**来源**】为蔷薇科植物地榆 *Sanguisorba officinalis* L. 的根。

【**性状鉴别**】根呈不规则纺锤形或圆柱形，稍弯曲，长5 ~ 25cm，直径0.5 ~ 2cm。表面灰褐色至暗褐色，粗糙，有纵纹。质硬，断面较平坦，粉红色或淡黄色，**木部略呈放射状排列**。气微，味微苦涩。以条粗、质坚硬、断面粉红色者为佳。

【**性味功效**】苦、酸、涩，微寒。凉血止血，解毒敛疮。内服煎汤9 ~ 15g。

【**验方精选**】

1. 便血　生地、芍药、甘草、续断、地榆、黄芩、槐花、荆芥穗、乌梅各3g，水煎服。

2. 下血不止多年者　地榆、鼠尾草各60g，水煎服。

3. 湿疹　取本品浓煎外洗患处。

注：同属植物长叶地榆 *S. officinalis* L.var. *longifolia* (Bert.) Yü et Li 的根也做中药地榆用。

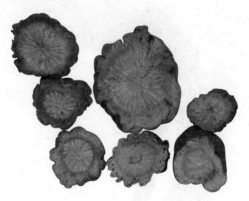

羊蹄（败毒菜、牛舌菜、秃菜）

【来源】为蓼科植物羊蹄 *Rumex japonicus* Houtt. 的根。

【性状鉴别】根呈类圆锥形，下部有分枝，根头部具残留茎基及支根痕，**具纵皱纹及横向突起的皮孔样瘢痕**。质硬易折断，**断面灰黄色，颗粒状**。气特殊，味微苦涩。以粗壮、质硬、断面黄色者为佳。

【性味功效】苦，寒。清热通便，止血，解毒杀虫。内服煎汤9～15g。

【验方精选】

　　1. 咯血，吐血　羊蹄12g，水煎服。

　　2. 疥癣　羊蹄30g，枯矾5g，研末调敷患处。

　　3. 大便涩结不通　取羊蹄根30g，水煎服。

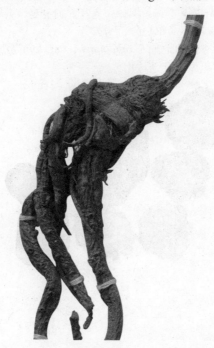

苎麻（苎麻根、苎根、野苎根）

【**来源**】为荨麻科植物苎麻 *Boehmeria nivea* (L.) Gaud. 的根和根茎。

【**性状鉴别**】根茎呈不规则圆柱形，稍弯曲，表面灰棕色，有纵纹及多数皮孔，**并有多数疣状突起及残留须根**；质坚硬，不易折断，**折断面纤维性**，皮部棕色，木部淡棕色，**有的中间有数个同心环纹，中央有髓或中空**。根略呈纺锤形，表面灰棕色，有纵皱及横长皮孔；断面粉性。气微，味淡，有黏性。以粗壮、质坚硬、色棕者为佳。

【**性味功效**】甘，寒。凉血止血，清热安胎，利尿，解毒。内服煎汤 5 ～ 30g。

【**验方精选**】

1. 出血不止　苎麻根、人参、白及、蛤粉各10g，研末制散服，每服2g。

2. 习惯性流产　苎麻根30g，莲子15g，怀山药15g，水煎服。

3. 乳痈初起　苎麻根适量，捣烂敷患处。

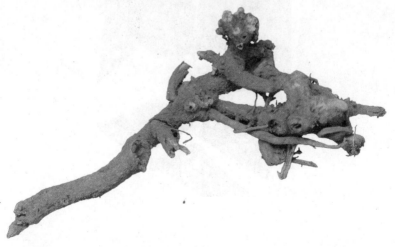

降香（降真、降真香、紫藤香）

【来源】为豆科植物降香檀 *Dalbergia odorifera* T.Chen 树干和根的心材。

【性状鉴别】心材呈类圆柱形或不规则块状。**表面紫红色或红褐色，切面有致密的纹理。质硬，有油性。火烧有黑烟及油冒出，残留白色灰烬。**气微香，味微苦。以色紫红、质坚实、富油性、香气浓者为佳。

【性味功效】辛，温。化瘀止血，理气止痛。内服煎汤 9～15g。

【验方精选】金刃或跌打损伤，出血不止　降香末、五倍子末拌匀，敷患处。

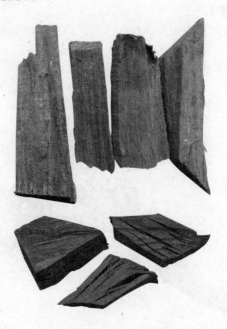

茜草（红茜根、沙茜秧根、红内消）

【**来源**】为茜草科植物茜草 *Rubia cordifolia* L. 的根和根茎。

【**性状鉴别**】根茎呈结节状，丛生粗细不等的根。根呈圆柱形，略弯曲，长 10 ～ 25cm，直径 0.2 ～ 1cm；**表面红棕色或暗棕色，具细纵皱纹和少数细根痕**；皮部脱落处呈黄红色。质脆，易折断，**断面平坦皮部狭，紫红色，木部宽广，浅黄红色，导管孔多数**。气微，味微苦，**久嚼刺舌**。以根条粗长、表面红棕色、断面橙红色、无茎基及细须根少者为佳。

【**性味功效**】苦，寒。凉血，祛瘀，止血，通经。内服煎汤 6 ～ 10g。

【**验方精选**】

衄血　茜草根 30g，艾叶 30g，乌梅肉 15g，研末制蜜丸服。

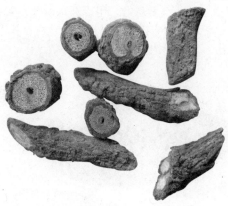

紫珠叶（紫荆、紫珠草、白毛紫）

【来源】为马鞭草科植物杜虹花 *Callicarpa formosana* Rolfe 的叶。

【性状鉴别】叶多皱缩、卷曲，有的破碎。完整叶展平后呈卵状椭圆形或椭圆形，长4～19cm，宽2.5～9cm。先端渐尖或钝圆，基部宽楔形或钝圆，边缘有细锯齿，近基部全缘。**上表面灰绿色或棕绿色，被星状毛和短粗毛；下表面淡绿色或淡棕绿色，密被黄褐色星状毛和金黄色腺点，**主脉和侧脉突出，小脉伸入齿端。叶柄长0.5～1.5cm。气微，味微苦涩。以叶大、无破碎、色绿者为佳。

【性味功效】苦、涩，凉。凉血收敛止血，散瘀解毒消肿。内服煎汤3～15g。

【验方精选】

1. 胃溃疡出血　紫珠叶120g，水煎服。

2. 创伤出血　鲜紫珠叶，用冷开水洗净，捣匀后敷疮口；或用干紫珠叶研末撒敷，外用消毒纱布包扎之。

3. 烧伤　紫珠叶浓煎，浸湿纱布外敷。

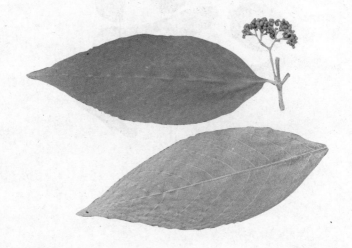

槐花/槐米（豆槐、白槐、细叶槐）

【来源】为豆科植物槐 *Sophora japonica* L.的花及花蕾。前者习称为"槐花"，后者习称为"槐米"。

【性状鉴别】槐花 皱缩而卷曲，花瓣多散落。**完整者花萼钟状，黄绿色，先端5浅裂；花瓣5，黄色或黄白色，一片较大**，近圆形，先端微凹，**其余4片长圆形**。雄蕊10，其中9个基部联合，花丝细长。雌蕊圆柱形，弯曲。体轻。气微，味微苦。

槐米 呈卵形或椭圆形，长2～6cm，直径约2cm。**花萼下部有数条纵纹。**萼的上方为黄白色未开放的花瓣。花梗细小。**体轻，手捻即碎。**无臭，味微苦涩。

均以色黄者为佳。

【性味功效】苦，微寒。凉血止血，清肝泻火。内服煎汤5～10g。

【验方精选】

1. 血淋 槐花3g，研末，水调服。
2. 头胀眩晕 槐米单味煎汤代茶饮。

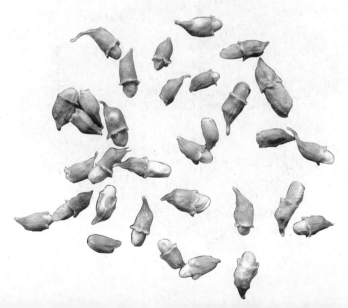

蒲黄（蒲花、狭叶香蒲、蒲草黄）

【来源】为香蒲科植物水烛香蒲 *Typha angustifolia* L.的花粉。

【性状鉴别】花粉呈黄色粉末。**体轻，放入水中则漂浮水面。手捻有滑腻感，易附着手指上。**气微，味淡。以粉细、体轻、色鲜黄、滑腻感强者为佳。

【性味功效】甘、平。止血，化瘀，通淋。内服煎汤 5～10g。

【验方精选】

1. 月经过多，漏下不止　蒲黄90g，龙骨75g，艾叶30g，研末制丸服。

2. 产后瘀痛，痛经　蒲黄、五灵脂各6g，水煎服。

3. 血淋尿血　干荷叶22.5g，牡丹皮22.5g，延胡索22.5g，生干地黄22.5g，甘草22.5g，蒲黄60g，水煎服。

注：同属植物东方香蒲 *Typha angustifolis* Presl的花粉也做中药蒲黄用。

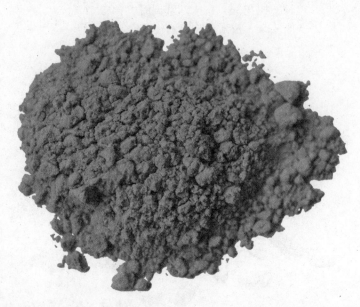

檵木叶（檵花根、土降香）

【**来源**】为金缕梅科植物檵木 *Loropetalum chinense* (R.Br.) Oliv. 的叶。

【**性状鉴别**】叶多少皱缩，展开后完整的叶片呈卵形或卵圆形，长1.5～3cm或过之，宽1～2.5cm，顶端锐尖，**基部钝，稍偏斜，通常全缘**，上面灰绿色或浅棕色，下面色较浅，**两面被星状毛，叶柄被棕色星状茸毛**。气微，味淡，微苦涩。以叶完整、色鲜者为佳。

【**性味功效**】苦、涩，平。止血活血，收敛固涩。内服煎汤15～30g。

【**验方精选**】

1. 咯血　檵木叶8g，水煎服。
2. 泄泻　檵木叶10g，加糖水煎服。

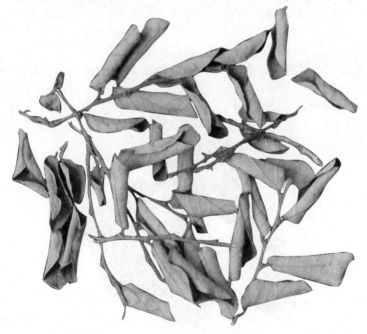

十二、活血化瘀药

儿茶（孩儿茶、儿茶膏、黑儿茶）

【来源】为豆科植物儿茶 *Acacia catechu* (L.f.) Willd. 的去皮枝、干的煎膏。

【性状鉴别】煎膏呈方形或不规则块状，大小不一。表面棕褐色或黑褐色，**光滑而稍有光泽**。质硬，易碎，**断面不整齐，具光泽，有细孔，遇潮有黏性**。气微，味涩、苦，略回甜。以色黑略棕、涩味重者为佳。

【性味功效】苦、涩，微寒。活血止痛，止血生肌，收湿敛疮，清肺化痰。内服煎汤 1 ～ 3g。

【验方精选】

1. 外伤出血，止血　煅龙骨、象皮、陈石松、老松香、降香末、血竭、儿茶、白及等份研末，调敷患处。

2. 牙疳，口疮　儿茶、硼砂等份研末，搽患处。

3. 咳嗽　嫩桑叶 30g，儿茶 30g，硼砂 30g，苏子 30g，甘草 30g，研末制丸服。

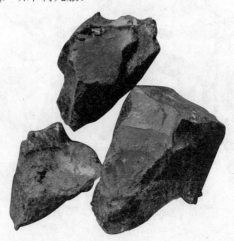

川芎（山鞠穷、芎䓖、香果）

【来源】为伞形科植物川芎 *Ligusticum chuanxiong* Hort. 的根茎。

【性状鉴别】根茎呈不规则结节状拳形团块，直径2～7cm。表面黄褐色，粗糙皱缩，**有多数平行隆起的轮节**；顶端有类圆形凹窝状茎痕，下侧及轮节上有多数细小的瘤状根痕。质坚实，不易折断，**断面黄白色或灰黄色，散有黄棕色的油点，形成层呈波状环纹。**香气浓，味苦辛、微回甜，稍有麻舌感。以个大饱满、质坚、香气浓、油性大者为佳。

【性味功效】辛，温。活血行气，祛风止痛。内服煎汤3～10g。

【验方精选】

1. 胸痹心痛　川芎、桔梗各5g，桃仁12g，红花、当归、生地黄、牛膝各9g，赤芍、枳壳各6g，柴胡、甘草各3g，水煎服。

2. 外感风邪头痛　川芎、荆芥、薄荷各12g，白芷、羌活、甘草各6g，细辛3g，防风4.5g，水煎服。

3. 风湿痹痛　川芎、桂心各2g，秦艽、羌活、独活、乳香、木香各3g，当归、桑枝各9g，海风藤、甘草各6g，水煎服。

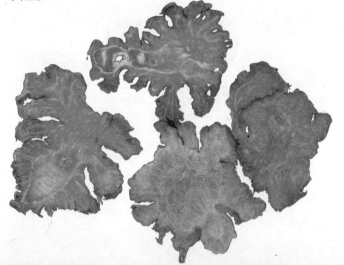

马钱子（番木鳖、苦实、马前）

【来源】为马钱科植物马钱 *Strychnos nux-vomica* L. 的种子。

【性状鉴别】种子呈扁圆纽扣状，边缘微隆起，常一面稍凹下，另一面稍突起，直径 1.5 ～ 3cm，厚 0.3 ～ 0.6cm。表面灰棕色或灰绿色，**密生匍匐的银灰色毛茸，呈辐射状排列，有丝光**，底面中央有圆点状稍突出种脐，边缘有突起的珠孔。质坚硬，边缘剖开后可见淡黄白色胚乳，角质状。**纵切面可见心形的子叶**。无臭，味极苦，有毒。以个大、饱满、灰棕色微带绿色、有细密毛茸者为佳。

【性味功效】苦，温；有毒。通络止痛，散结消肿。0.3 ～ 0.6g，炮制后入丸散用。

【验方精选】

1. 肢体痿废　马钱子、当归、乳香、没药、穿山甲各 30g，人参 90g，白术 60g，全蜈蚣 5 条，捣末炼蜜为丸，每次服 6g。

2. 跌打损伤　马钱子、麻黄、乳香、没药各 120g，共研末，每次服 2.1g。

3. 疮疡肿痛，贴骨痛疽　马钱子 120g，炮山甲、白僵蚕各 36g，捣末为丸，每次服 1.5g。

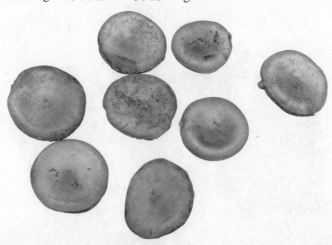

牛膝（百倍，怀牛膝，杜牛膝）

【来源】为苋科植物牛藤 *Achyranthes bidentata* Bl. 的根。

【性状鉴别】根呈细长圆柱形，有时稍弯曲，上端较粗，下端较细。表面呈土黄色或淡棕色，**具细微的纵皱纹、稀疏的侧根痕及皮孔。**质硬脆，易折断，受潮变韧；**断面平坦，微呈角质状而油润，中央有黄白色小木心，周围有黄白色小点断续排列成数轮同心环。**气微，味微甜而稍苦涩。以根长、肉厚、皮细、黄白色者为佳。

【性味功效】苦、酸、甘、平。活血通经，补肝肾，强筋骨，引火（血）下行，利尿通淋。内服煎汤5～12g。

【验方精选】

1. 腰膝酸痛　独活9g，寄生、杜仲、牛膝、细辛、秦艽、茯苓、肉桂心、防风、川芎、人参、甘草、当归、芍药、干地黄各6g，水煎服。

2. 胃热之头痛、牙痛　牛膝、知母各5g，生石膏5～30g，熟地黄9～30g，麦冬6g，水煎服。

3. 血淋　牛膝、归尾各9g，黄芩4.5g，水煎服。

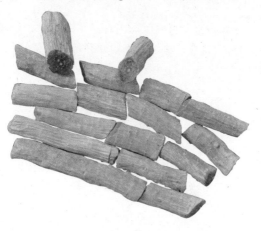

丹参（赤参、山参、紫丹参）

【来源】为唇形科植物丹参 *Salvia miltiorrhiza* Bge. 的根及根茎。

【性状鉴别】根茎粗短，顶部常有茎基残余。根呈长圆柱形，微弯曲，有时分枝并具长细须根，长 10 ～ 20cm，直径 0.3 ～ 1cm；**表面棕红色或暗棕红色，粗糙，具纵皱纹。老根外皮疏松，多呈鳞片状剥落。质坚脆，断面疏松，有裂隙，皮部棕红色，木部灰黄色或紫褐色，放射状排列。**气微，味微苦、涩。

栽培品粗大肥实，直径 0.5 ～ 1.5cm。表面红棕色，具纵皱纹，外皮紧贴不易剥落，质坚实，断面较平整。

均以条粗、表面砖红色或红褐色者为佳。

【性味功效】苦，微寒。活血调经，凉血消痈，清心安神。内服煎汤 5 ～ 15g。

【验方精选】

1. 月经不调　丹参适量捣末，每次服 6g。

2. 心腹刺痛、胀满痞闷　丹参 30g，檀香、砂仁各 5g，水煎服。

3. 身热夜甚、烦躁不安　丹参、连翘各 6g，犀角 30g，生地黄 15g，玄参、麦冬、金银花各 9g，黄连 5g，竹叶 3g，水煎服。

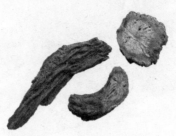

北刘寄奴（风吹草、随风草、罐儿茶）

【来源】为玄参科植物阴行草 *Siphonostegia chinensis* Benth. 的全草。

【性状鉴别】全草长30～80cm，全体被短毛。根短而弯曲，稍有分枝。**茎圆柱形，有棱**，有的上部分枝，表面棕褐色或黑棕色；质脆，易折断，**断面黄白色，中空或有白色髓**。叶对生，多破碎，完整叶羽状深裂，黑绿色。总状花序顶生，花有短梗，花萼长筒状，有明显10条纵棱。蒴果狭卵状椭圆形，较萼稍短，棕黑色。种子细小。气微，味淡。以叶多、色绿者为佳。

【性味功效】苦，寒。活血祛瘀，通经止痛，凉血，止血，清热利湿。内服煎汤6～9g。

【验方精选】

　　1. 急性黄疸型肝炎　北刘寄奴30g，水煎服。

　　2. 肠炎、痢疾　北刘寄奴30g，委陵菜15g，水煎服。

　　3. 跌打损伤，瘀肿疼痛　北刘寄奴、延胡索、骨碎补各30g。水煎服。

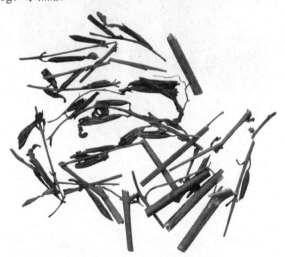

延胡索（延胡、元胡索、玄胡索）

【**来源**】为罂粟科植物延胡索 *Corydalis yanhusuo* W. T. Wang 的块茎。

【**性状鉴别**】块茎呈不规则的扁球形，直径0.5～1.5cm；表面黄色或黄褐色，有不规则网状皱纹；顶端有略凹陷的茎痕，底部常有疙瘩状凸起；质硬而脆，**断面黄色，角质样，有蜡样光泽**；气微，味苦。以个大、饱满、质坚实、断面色黄发亮者为佳。

【**性味功效**】辛、苦，温。活血散瘀，行气止痛。内服煎汤3～10g。

【**验方精选**】

1. 下痢腹痛　延胡索6g，酒送服。

2. 产后心烦腹痛　延胡索30g，益母草15g，捣末，每次服3g。

3. 尿血　延胡索9g，水煎服。

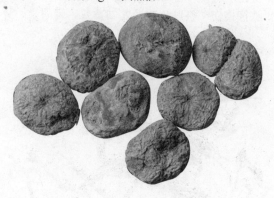

血竭（龙血竭、木血竭）

【**来源**】为龙舌兰科植物剑叶龙血树 *Dracaena cochinchinensis* (Lour.) S. C. Chen 的果实渗出树脂加工制成。

【**性状鉴别**】略呈类圆四方形或方砖形，**表面暗红粉，有光泽，附有因摩擦而成的红粉。质硬而脆，破碎面红色，研粉为砖红色。气微，味淡。在水中不溶，在热水中软化。**以表面黑红色、不黏手、粉末鲜红色、燃烧呛鼻、无松香气、无杂质为佳。

【**性味功效**】甘、咸，平。活血化瘀止痛，止血敛疮生肌。研末或入丸散 1～1.5g。

【**验方精选**】

　　1. 外伤　血竭30g，朱砂4g，麝香、冰片各0.4g，乳香、红花、没药各5g，儿茶7.5g，研细末，每次服0.22～1.5g。

　　2. 一切恶疮　血竭30g，炒铅丹15g。捣末，先用盐水洗疮后搽患处。

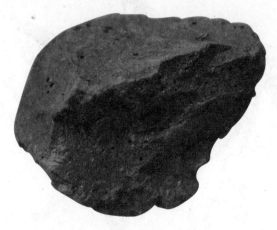

红花（红蓝花、刺红花、草红花）

【来源】为菊科植物红花 *Carthamus tinctorius* L. 的花。

【性状鉴别】干燥的不带子房的管状花，黄红色或红色。**花筒呈细管状，先端5裂**，裂片狭条形，雄蕊5枚，花药黄白色，聚合成筒状。柱头长圆形，顶端微分叉。质柔软。气微香，味微苦。以质干、花冠长、色红艳、质柔软、无枝刺者为佳。

【性味功效】辛，温。活血通经，祛瘀止痛。内服煎汤3～10g。

【验方精选】

1. 经期提前，腹痛　红花6g，白芍、川当归、熟地黄、川芎、桃仁各9g，水煎服。

2. 跌打损伤，肿块积聚　红花3g，枳壳1.8g，牛膝、当归、苏木、赤芍、三棱、莪术各2.4g，川芎1.5g。水煎服。

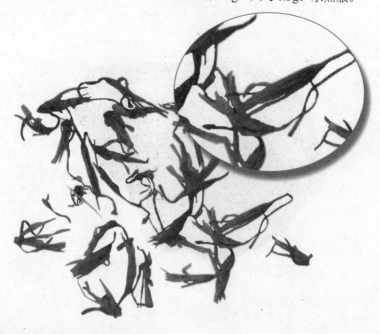

苏木（苏枋、苏方木、苏方）

【**来源**】为豆科植物苏木 *Caesalpinia sappan* L. 的心材。

【**性状鉴别**】心材呈圆柱形，连接根部呈不规则稍弯曲的长条状。表面暗红棕色或黄棕色，**可见红黄色相间的纵条纹，有刀削痕及细小的油孔。横断面强纤维性，有明显的年轮，中央可见暗棕色的髓，并具点状闪光。**质致密，坚硬而重，气微香，味微涩。以粗大、质坚而重、色黄红者为佳。

【**性味功效**】甘、咸、辛，平。活血疗伤，祛瘀通经，消肿止痛。内服煎汤 3 ～ 10g。

【**验方精选**】

1. 跌打损伤　苏木、秦半两、红花、马钱子各3g，乳香、自然铜、没药、血竭各9g，麝香0.3g，丁香1.5g，研末，黄油或童便送服。

2. 产后血瘀　苏木、当归、赤芍、肉桂、陈皮各30g，香附子、甘草各0.3g，水煎服。

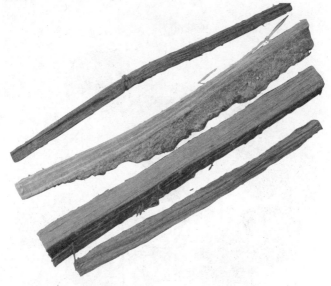

连钱草（金钱草、大叶金钱草、透骨消）

【**来源**】为唇形科植物活血丹 *Glechoma longituba* (Nakai) Kupr. 的地上部分。

【**性状鉴别**】药材长 10 ～ 20cm，疏被短柔毛。茎呈方柱形，细而扭曲；表面黄绿色或紫红色，**节上有不定根**；质脆，易折断，断面常中空。叶对生，叶片多皱缩，展平后呈肾形或心形，灰绿色或绿褐色，边缘具圆齿。**轮伞花序腋生**，花冠二唇形。搓之气芳香，味微苦。以叶多、色绿、香气浓者为佳。

【**性味功效**】辛、微苦，微寒。利湿通淋，清热解毒，散瘀消肿。内服煎汤 15 ～ 30g。

【**验方精选**】

1. 膀胱结石　连钱草、龙须草、车前草各 15g。水煎服。

2. 胆囊炎，胆石症　连钱草、蒲公英各 30g，香附子 15g。水煎服。

3. 湿热黄疸　连钱草 60g，婆婆针 75g。水煎服。

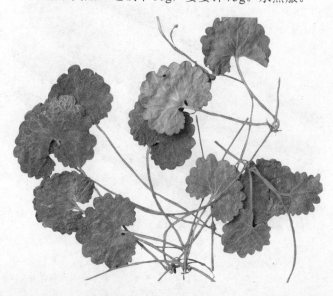

鸡血藤（血风藤、红藤、活血藤）

【**来源**】为豆科植物密花豆 *Spatholobus suberectus* Dunn 的藤茎。

【**性状鉴别**】藤茎呈扁圆柱形，稍弯曲，厚 0.3～1cm。表面灰棕色，有的可见灰白色斑，栓皮脱落处呈红褐色，有明显的纵沟及小形点状皮孔。**横切面可见小形的髓，偏向一侧，木质部淡红色，导管呈孔洞状不规则排列；韧皮部有树脂状分泌物呈红褐色或黑棕色；二者相间排列呈偏心性半圆形的环。质坚实，难折断，折断面呈不整齐的裂片状。气微，味涩。以红褐色分泌物多者为佳。**

【**性味功效**】苦、甘，温。活血补血，舒经活络。内服煎汤10～15g。

【**验方精选**】

1. 气血亏虚　鸡血藤、当归、熟地黄各15g，白芍、丹参各9g，桂圆肉6g，水煎服。

2. 手足麻木，关节酸痛　鸡血藤膏粉87.5g，川牛膝23.8g，续断21.2g，红花2g，黑豆5g，熟糯米粉175g，饴糖120g，研碎，水、酒各半炖化送服。

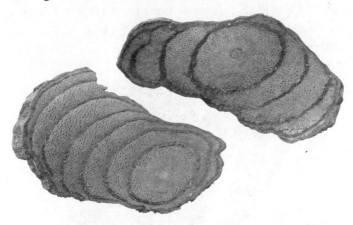

郁金（白丝郁金）

【**来源**】为姜科植物温郁金 *Curcuma wenyujin* Y.H. Chen et C. Ling 的块根。

【**性状鉴别**】块根呈长圆形或卵圆形，稍扁，有的微弯曲，两端渐尖，长3.5～7cm，直径1.2～2.5cm。表面灰褐色或灰棕色，具不规则的纵皱纹，**纵纹隆起处色较浅**。质坚实，**断面灰棕色，角质样；内皮层环明显**。气微香，味微苦。以质坚实、外皮皱纹细、断面色黄者为佳。

【**性味功效**】辛、苦，寒。活血止痛，行气解郁，凉血清心，利胆退黄。内服煎汤5～12g。

【**验方精选**】

1. 经前腹痛　郁金、柴胡、香附、黄芩、甘草各3g，白芍、当归，丹皮各15g，栀子6g，水煎服。

2. 乙脑高热　郁金、连翘、灯心各6g，石菖蒲、炒栀子、鲜竹叶、牡丹皮各9g，木通4.5g，淡竹沥15g，紫金片1.5g，水煎服。

3. 血淋及尿血　郁金、瞿麦、生干地黄、车前叶、滑石、川芒硝各30g，水煎服。

注：同属植物姜黄 *Curcuma longa* L.、广西莪术 *Curcuma Kwangsiensis* S. G. Lee et C. F. Liang 或蓬莪术 *Curcuma phaeocaulis* Val. 的块根也做中药郁金用。

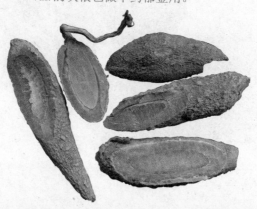

泽兰（虎兰、红梗草、风药）

【来源】本品为唇形科植物毛叶地瓜儿苗 *Lycopus lucidus* Turcz. var. *hirtus* Regel 的地上部分。

【性状鉴别】茎呈四方形，**节处紫色明显**，表面黄绿色或微带紫色，**四面均有浅纵沟**。质脆，易折断，**断面中央有白色的髓或中空**。叶对生，多皱缩，披针形，边缘有粗锯齿，暗绿色或微带黄色，**密具腺点**，两面均有短毛。**轮伞花序腋生**，花萼钟形，5齿。气微，味淡。以质嫩、叶多、色黄绿、不破碎者为佳。

【性味功效】苦、辛，微温。活血化瘀，通经，利水消肿。内服煎汤 10～15g。

【验方精选】

1. 产后恶露不尽，小腹急痛　泽兰、当归、生地黄各60g，甘草45g，生姜90g，芍药30g，大枣10枚，水煎服。

2. 经闭腹痛　泽兰、铁刺菱各9g，马鞭草、益母草各15g，土牛膝3g。水煎服。

3. 产后水肿，血虚　泽兰、防己同等份，研末，每次6g，酸汤送服。

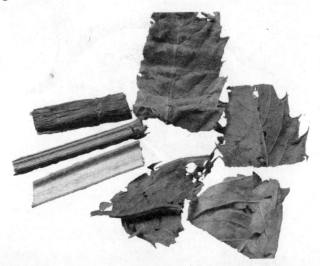

骨碎补（猴姜、石毛姜、过山龙）

【**来源**】为水龙骨科植物槲蕨 *Drynaria fortunei* (Kunze) J. Sm. 的根茎。

【**性状鉴别**】根茎呈扭曲的扁平长条状，常弯曲，有分枝，长 5 ~ 15cm，宽 1 ~ 1.5cm，厚 0.2 ~ 0.5cm。表面淡棕色至暗棕色，密被深棕色的细小鳞片，柔软如毛；用火燎过则残留鳞片成棕褐色或暗褐色，两侧及上表面具突起或凹下的圆形叶痕，少数有叶柄残基及须根残留。质硬脆，易折断，断面略平坦，红棕色，有黄白色散在的维管束，成圆圈状排列。气微，味淡、微涩。以条粗大、色棕者为佳。

【**性味功效**】苦，温。活血续筋，补骨强骨。内服煎汤 10 ~ 15g。

【**验方精选**】

　　1. 伤筋断骨　骨碎补、自然铜、虎胫骨（代）、龟板各 15g，没药 30g，研细散，每次 3g 送服。

　　2. 腰背、关节酸痛　骨碎补 15 ~ 30g，水煎服。

　　3. 牙痛　骨碎补 15 ~ 30g，打碎，水煎服。勿用铁器煮。

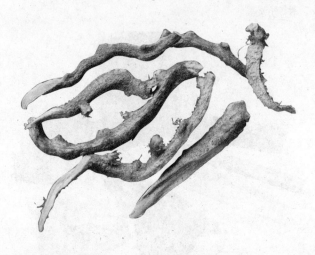

姜黄（宝鼎香、黄姜、毛姜黄）

【**来源**】为姜科植物姜黄 *Curcuma longa* L. 的根茎。

【**性状鉴别**】圆形姜黄　根茎呈卵圆形或纺锤形。表面棕黄色至淡棕色；有多数点状下陷的须根或少数圆形侧生根茎痕。质坚重；断面深黄棕色至红棕色，**角质，具蜡样光泽，有点状维管束**。香气特异，味辛、微苦。**咀嚼时唾液染黄色**。

以质坚实，断面色金黄，气味浓者为佳。

【**性味功效**】辛、苦，温。破血行气，通络止痛。内服煎汤 3 ～ 10g。

【**验方精选**】

1. 妊娠胎漏，腹痛　姜黄、当归、熟干地黄、艾叶、鹿角胶各30g，生姜0.15g，枣3枚，水煎服。

2. 心痛难忍　姜黄30g，桂枝90g，研末，每次3g，醋汤送服。

3. 风寒湿痹肩臂疼痛　川芎、桂心各2g，秦艽、羌活、独活、乳香、木香各3g，姜黄当归、桑枝各9g，海风藤、甘草各6g，水煎服。

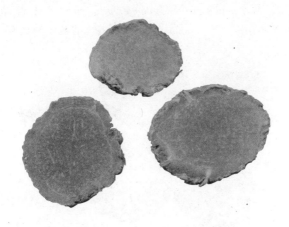

莪术（蓬术、黑心姜、羌七）

【来源】为姜科植物广西莪术 *Curcuma kwangsiensis* S.G.Lee et C.F. Liang 的根茎。

【性状鉴别】根茎呈类圆形、卵圆形或长卵形，顶端钝尖，基部钝圆，长 3.5～6.5cm，直径 2～4.5cm。表面土黄色或土棕色，**环节明显，有点状须根痕**，两侧各有1列下陷的芽痕和侧生根茎痕，侧生根茎痕较大，位于下部。质坚重，**断面棕绿或棕黄色，内皮层环纹黄白色，皮层易与中柱分离，可见条状或点状维管束**，气香，味微苦、辛。以质坚实、气香者为佳。

【性味功效】辛、苦，温。破血行气，消积止痛。内服煎汤 3～10g。

【验方精选】

1. 血滞不行，内有瘀血　莪术、青皮、三棱、北柴胡、半夏、大腹皮、秦艽、香附、陈皮、紫苏、青木香、枳壳、槟榔、甘草各3g。水煎服。

2. 胃酸过多　莪术30g，川黄连、吴茱萸各15g。水煎后，弃去吴茱萸送服。

注：同属植物蓬莪术 *Curcuma phaeocaulis* Val. 或温郁金 *Curcuma wenyujin* Y.H. Chen et C. Ling 的根茎也做中药莪术用。

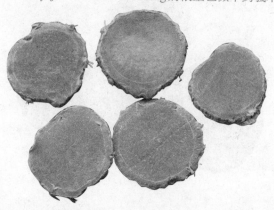

桃仁（桃核仁、毛桃仁、大桃仁）

【来源】为蔷薇科植物桃 *Prunus persica* (L.) Batsch 的种子。

【性状鉴别】种子呈扁长卵形，长 1.2～1.8cm，宽 0.8～1.2cm，厚 0.2～0.4cm。表面黄棕色至红棕色，密布颗粒状突起。**一端尖，中部膨大，另端钝圆稍扁斜，边缘较薄。**尖端一侧有短线形种脐，圆端有颜色略深不甚明显的合点，**自合点处散出多数纵向维管束。**种皮薄，子叶 2，类白色，富油性。气微，味微苦。

以粒饱满、完整、外皮色棕红、内仁色白者为佳。

【性味功效】苦、甘，平；有毒。活血祛瘀，润肠通便，止咳平喘。内服煎汤 5～10g。

【验方精选】

1. 经期超前，腹痛　桃仁、白芍、川当归、熟地黄、川芎各 9g，红花 6g，水煎服。

2. 产后瘀血腹痛　桃仁 6g，当归 24g，川芎 9g，炮姜 2g，加黄酒适量，水煎服。

3. 肠痈　桃仁 12g，大黄 18g，牡丹、芒硝各 9g，冬瓜子 30g，水煎服。

注：同属植物山桃 *Prunus davidiana* (Carr.) Franch. 的种子也做中药桃仁用。

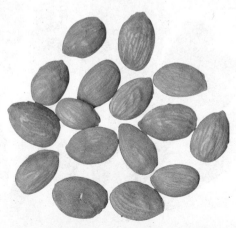

凌霄花（茇华、堕胎花、藤萝花）

【来源】为紫葳科植物凌霄 *Cacmpsis grandiflora* (Thunb.) K. Schum. 的花。

【性状鉴别】花多皱缩卷曲，黄褐色至棕褐色，完整花朵长4～5cm。萼筒钟状，长2～2.5cm，裂片5，裂至中部，萼筒基部至萼齿尖有5条纵棱。花冠先端5裂，裂片半圆形，下部联合呈漏斗状，表面可见细脉纹，内表面较明显。雄蕊4，着生在花冠上，2长2短，花药个字形，花柱1，柱头扁平。气清香，味微苦、酸。以完整、不破碎、色鲜红者为佳。

【性味功效】辛，微寒。破血通经，凉血祛风。内服煎汤3～10g。

【验方精选】

1. 月经不调，发热腹胀　凌霄花、青橘皮、当归各15g，炒麦芽、炒大黄、没药、肉桂、川芎各0.3g，水煎服。

2. 血热风盛的周身痒证　凌霄花9g。水煎服。

注：同属植物美洲凌霄 *Campsis radicans* (L.) Seem. 的花也做中药凌霄花用。

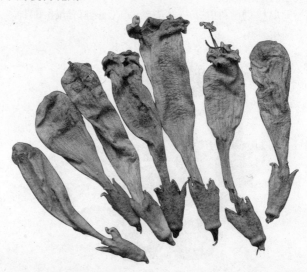

益母草（萑、茺蔚、大札）

【**来源**】为唇形科植物益母草 *Leonurus japonicus* Houtt. 的新鲜或干燥地上部分。

【**性状鉴别**】茎表面呈灰绿色或黄绿色；体轻，质韧，断面中部有髓。叶片灰绿色，多皱缩、破碎，易脱落。**轮伞花序腋生**，小花淡紫色，花萼筒状，花冠二唇形。切段者长约2cm。气微，味微苦。

以质嫩、叶多、色灰绿为佳。

【**性味功效**】苦、辛，微寒。活血祛瘀，利水消肿，清热解毒。内服煎汤10～30g。

【**验方精选**】

1. 产后恶露不尽，腹痛　益母草、山楂各4.5g，当归、杜仲、牛膝、丹皮、香附、茯苓、陈皮、砂仁末各3g，川芎1.5g，生姜1片，水煎服。

2. 肾炎水肿　益母草30g，水煎服。

3. 瘀血结块　益母草30g，水、酒各半煎服。

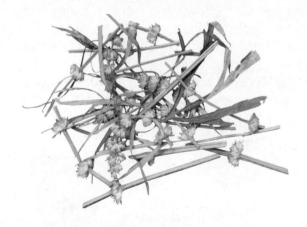

十三、化痰止咳平喘药

天南星（野芋头、蛇芋）

【来源】为天南星科植物异叶天南星 *Arisaema heterophyllum* Bl. 的块茎。

【性状鉴别】块茎呈扁圆球形，高 1～2cm，直径 1.5～6.5cm；表面类白色或淡棕色，较光滑，**顶端有凹陷的茎痕**，周围有麻点状根痕，有的块茎周边有小扁球状侧芽；质坚硬，不易破碎，**断面不平坦，白色，粉性，有的可见筋脉（维管束）**。气微辛，味麻辣。以个大、色白、粉性足者为佳。

【性味功效】苦、辛，温；有毒。祛风止痉，化痰散结。内服煎汤 3～10g。

【验方精选】

1. 气滞痰多　天南星、橘红、枳实、茯苓各6g，半夏9g，甘草、生姜各3g，水煎服。

2. 破伤风　天南星、白芷、白附子、天麻、羌活、防风各30g，研末调敷伤处。

3. 痰湿阻滞痹痛　天南星、苍术各3g，生姜3片，水煎服。

注：同属植物天南星 *Arisaema erubescens* (Wall.) Schott 或东北天南星 *Arisaema amurense* Maxim. 的块茎也作中药天南星用。

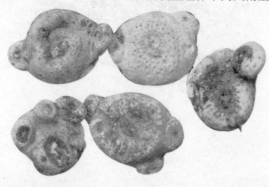

白果（灵眼、佛指甲、鸭脚子）

【**来源**】为银杏科植物银杏 *Ginkgo biloba* L. 的种子。

【**性状鉴别**】种子呈椭圆形，长1.5～2.5cm，宽1～2cm，厚约1cm。外壳(种皮)白色或灰白色，平滑，坚硬，边缘有2条棱线盘绕，顶端渐尖，基部有圆点状种柄痕。壳内有长而扁圆形的种仁，剥落时一端有淡棕色的薄膜。种仁宽卵球形或椭圆形，一端淡棕色，另一端金黄色，**断面外层黄色**，胶质样，内层淡黄色或淡绿色，粉质；**中心有空隙**。气微，味甘、微苦。以壳色黄白、种仁饱满、断面淡黄色者为佳。

【**性味功效**】甘、苦、涩，平；有毒。敛肺定喘，收涩止带，固精缩尿。内服煎汤5～10g。

【**验方精选**】

1. 外感风寒、痰热喘咳　白果、麻黄、款冬花、杏仁、桑白皮、半夏各9g，苏子、黄芩各6g，甘草3g，水煎服。

2. 哮喘痰盛　白果21个，半夏、麻黄、款冬花、桑皮、甘草各9g，黄芩、杏仁各4.5g，苏子6g，米壳3g，水煎服。

3. 湿热带下　白果12g，山药、芡实各30g，黄柏6g，车前子3g，水煎服。

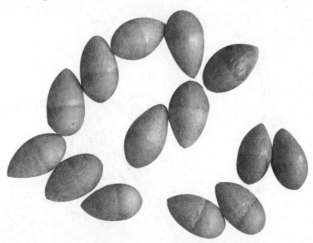

白前（鹅管白前、石蓝、嗽药）

【来源】为萝藦科植物柳叶白前 Cynanchum stauntonii (Decne.) Schltr. ex Levl. 的根茎及根。

【性状鉴别】根茎呈细长圆柱形，有分枝，稍弯曲，长 4～15cm，直径1.5～4cm。**表面黄白色或黄棕色，节明显**，节间长1.5～4.5cm，顶端有残茎。质脆，**断面中空**。**节处簇生纤细弯曲的根**，长可达10cm，直径不及1cm，有多次分枝呈毛须状，常盘曲成团。气微，味微甜。以根茎粗壮、断面色粉白、粉性足、须根长者为佳。

【性味功效】辛、苦，微温。降气，消痰，止咳。内服煎汤 3～10g。

【验方精选】

1. 体肿，咳逆　白前6g，紫菀、半夏各9g，大戟3g，水煎服。

2. 久咳兼唾血　白前90g，桑白皮、桔梗各60g，炙甘草30g，水煎服。

注：同属植物芫花叶白前 Cynanchum glaucescens (Decne.) Hand.-Mazz. 的根茎及根也做中药白前用。

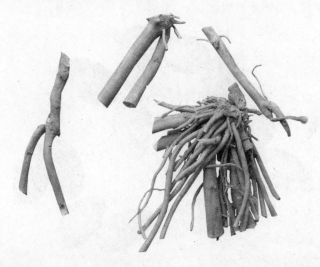

半夏（地文、水玉、示姑）

【来源】为天南星科植物半夏 *Pinellia ternate* (Thunb.) Breit. 的块茎。

【性状鉴别】块茎呈圆球形，偏斜状，表面白色或浅黄色。上端多圆平，**中心有凹陷的黄棕色茎痕，周围密布棕色凹点状须根痕**，下面钝圆而光滑。质坚实，致密。**纵切面呈肾脏形，洁白，粉性**。气微，味辛辣，**麻舌而刺喉**。以色白、质坚实、粉性足者为佳。

【性味功效】辛，温；有毒。燥湿化痰，降逆止呕，消痞散结；外用消肿止痛。内服煎汤 3 ～ 10g。

【验方精选】

1. 湿痰　半夏、橘红各 15g，白茯苓 9g，甘草 5g，水煎服。

2. 胃热呕吐　半夏、橘皮、赤茯苓、枇杷叶、麦门冬、青竹茹各 30g，人参、甘草各 15g，水煎服。

3. 梅核气、胸膈满闷　半夏、茯苓各 12g，厚朴、生姜各 9g，苏叶 6g，水煎服。

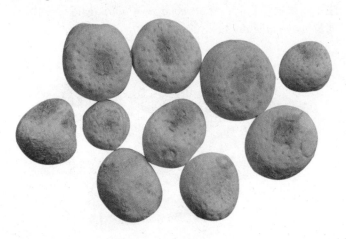

百部（嗽药、白并、玉箫）

【**来源**】为百部科植物百部 *Stemona japonica* (Bl.) Miq. 的块根。

【**性状鉴别**】块根略呈纺锤形，平直或略弯曲，两端细，长约4～18cm，直径约1cm。表面黄白色至土黄色，极皱缩，**具不规则的深纵沟及纵皱**。质硬，易折断。**断面微带角质**，淡黄白色至暗棕色，**中心柱多扁缩**。气微，味先甜而后苦。以粗壮、肥润、坚实、色白者为佳。

【**性味功效**】甘、苦，微温。润肺止咳，杀虫灭虱。内服煎汤5～15g。

【**验方精选**】

1. 风痰咳嗽　百部、白前、桔梗、荆芥、紫菀各1000g，陈皮500g，甘草360g，研末，每次服9g。

2. 久嗽，咳吐痰涎　百部、薏苡仁、百合、麦门冬各9g，桑白皮、白茯苓、沙参、黄芪、地骨皮各4.5g，水煎服。

3. 荨麻疹，疥癣，虱病　百部180g，75%酒精360g。将百部碾碎置酒精内，浸泡七昼夜，过滤去滓用；以棉棒或毛刷蘸涂患处。

注：同属植物直立百部 *Stemona sessilifolia* (Miq.) 或对叶百部 *Stemona tuberose* Lour. 的块根也做中药百部用。

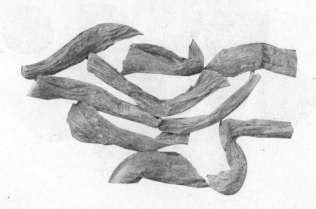

竹茹（竹皮、青竹茹、竹子青）

【来源】为禾本科植物青秆竹 *Bambusa tuldoides* Munro 的茎秆去外皮刮出的中间层。

【性状鉴别】本品为卷曲成团的不规则丝条或呈长条形薄片状；宽窄厚薄不等，浅绿色或黄绿色；**纤维性，易撕裂，不易折断，体轻松，质柔韧，有弹性**；气微，味淡。以色浅绿、纤维性强者为佳。

【性味功效】甘，微寒。清热化痰，开郁除烦，清胃止呕。内服煎汤6～10g。

【验方精选】

1. 胃热呕吐　青竹茹、半夏、橘皮、赤茯苓、枇杷叶、麦门冬各30g，人参、甘草各15g，水煎服。

2. 胆胃不和，痰热内扰　竹茹、半夏、枳实各9g，陈皮12g，甘草、茯苓各5g，水煎服。

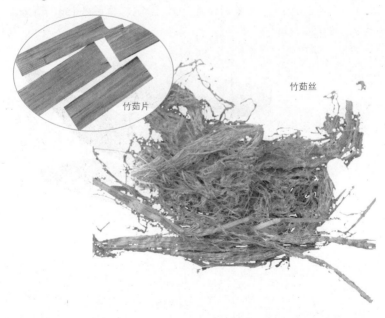

竹茹片

竹茹丝

皂荚（鸡栖子、皂角、大皂荚）

【来源】为豆科植物皂荚 *Gleditsia sinensis* Lam. 的果实。

【性状鉴别】荚果呈长条形而扁，或稍弯曲。表面不平，深紫棕色至黑棕色，被灰白色粉霜；两端略尖，基部有短果柄或果柄断痕，两侧有明显的纵棱线。质坚硬，摇之有响声。剖开后呈浅黄色，内含种子。种子扁椭圆形，外皮黄棕色而光滑。气特异，味辛辣，嗅其粉末则打喷嚏。以个大、饱满、色棕者为佳。

【性味功效】辛、咸，温。祛顽痰，开窍通闭，祛风杀虫。内服煎汤 1.5 ～ 5g。

【验方精选】

1. 痰喘咳嗽　长皂荚 3 条(去皮、子)，巴豆 10 粒，半夏 10 粒，杏仁 10 粒，姜汁制杏仁，麻油制巴豆，蜜制半夏，研末，睡前姜汁送服。

2. 顽痰、痰厥　皂荚 30g，绿矾、藜芦各 15g，研末，每次服 1.5g。

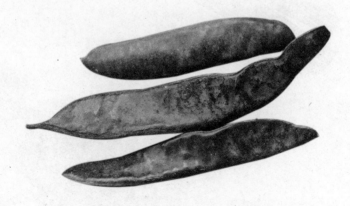

枇杷叶（杷叶、芦桔叶、巴叶）

【**来源**】为蔷薇科枇杷 *Eriobotrya japonica* (Thunb.) Lindl. 的叶。

【**性状鉴别**】叶片呈长椭圆形，长12～30cm，宽4～9cm。叶端渐尖，基部楔形，上部锯齿缘，基部全缘。羽状网脉，**中脉下面隆起。叶上表面灰绿色、黄棕色或红棕色，有光泽；下表面茸毛棕色。**叶柄短，被棕黄色茸毛。叶革质而脆。气微，味微苦。以叶大、完整、叶面具光泽者为佳。

【**性味功效**】苦，微寒。清肺化痰止咳，降逆止呕。内服煎汤10～15g。

【**验方精选**】

1. 燥热伤肺、咳嗽少痰　枇杷叶、甘草、胡麻仁、阿胶各3g，桑叶9g，石膏8g，麦冬4g，人参、杏仁各2g，水煎服。

2. 呃逆不止、饮食不入　枇杷叶12g，橘皮15g，甘草9g，研末服用。

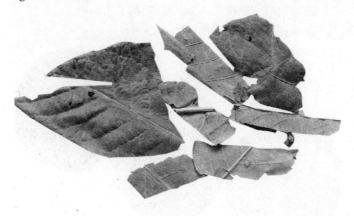

罗汉果 (拉汉果、假苦瓜、光果木鳖)

【来源】为葫芦科植物罗汉果 *Siraitia grosvenorii* (Swingle) C. Jeffrey ex A. M. Lu et Z.Y. Zhang 的果实。

【性状鉴别】果实呈椭圆形或球形，长4.5～8.5cm，直径3.5～6cm。外表黄褐色至深棕色，少数有较深色的6～11条的纵条纹。顶端中央有一圆形的花柱基痕，基部有果柄痕。质脆易碎，破碎后内表面黄白色，疏松似海绵状。除去中果皮，可见明显的纵脊纹10条。种子扁圆形或类圆形，浅红色至棕红色，边缘有槽，中央微凹。气微，味甜。以个大，表皮鲜艳、光滑者为佳。

【性味功效】甘，凉。清热润肺，生津止渴，润肠通便。内服煎汤10～30g。

【验方精选】

1. 肺燥咳嗽痰多　罗汉果半个，陈皮6g，瘦猪肉100g。陈皮浸湿，刮去白，与罗汉果、瘦肉共煮汤，熟后去罗汉果、陈皮，饮汤食肉。

2. 百日咳　罗汉果一个，柿饼15g。水煎服。

3. 喉痛失音　罗汉果1个。水煎服。

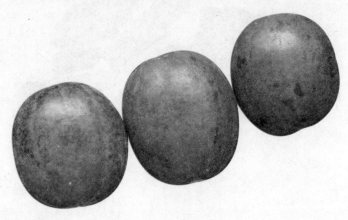

胡颓子叶（蒲颓叶）

【来源】为胡颓子科植物胡颓子*Elaeagnus pungens* Thunb. 的叶。

【性状鉴别】叶呈椭圆形或长圆形，**革质，边缘多卷曲**；上表面淡绿色或黄绿色，**具光泽**；下表面银白色，散布有褐色鳞片，尤以主脉附近为多；**叶柄灰黑色**。质稍硬脆。气微，味微涩。以完整、色黄绿者为佳。

【性味功效】酸，微温。止咳平喘，止血，解毒。内服煎汤9～15g。

【验方精选】

1. 支气管哮喘，慢性支气管炎　胡颓子叶、枇杷叶各15g，水煎服。

2. 咳嗽　鲜胡颓子叶30g，水煎服。

3. 肺结核咳血　鲜胡颓子叶24g，冰糖15g，开水冲，饭后送服。

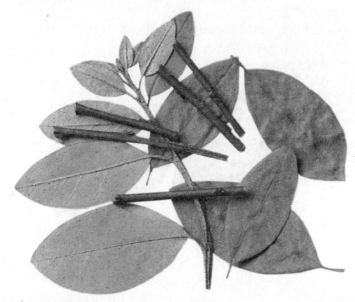

胖大海（安南子、胡大海、大海子）

【**来源**】为梧桐科植物胖大海 *Sterculia lychnophora* Hance 的种子。

【**性状鉴别**】种子呈椭圆形，长 2～3cm，直径 1～1.5cm。表面棕色至暗棕色，微有光泽，具不规则的细密皱纹，先端钝圆，基部具浅色的圆形种脐。外种皮极薄，质脆，易剥落。**中种皮较厚，黑褐色，质松易碎，遇水膨胀成海绵状使外种皮破裂。**断面可见散在的树脂状小点。内种皮稍革质，可与中种皮剥离，内有 2 片肥厚胚乳，暗棕色或灰棕色。子叶 2 片，紧贴于胚乳内侧。气微，味淡，嚼之有黏性。以个大、质坚、棕色、有细皱纹及光泽者为佳。

【**性味功效**】甘，寒。润肺利咽，清热通便。沸水泡服或内服煎汤 2～3 枚。

【**验方精选**】

1. 肺热喑哑　胖大海 3 枚，金银花、麦冬各 6g，蝉蜕 3g，水煎服。

2. 干咳失音，咽喉燥痛，牙龈肿痛　胖大海 5 枚，甘草 3g，冲茶送服。

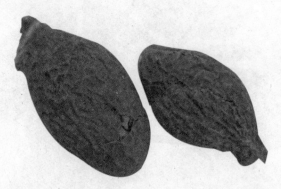

紫花前胡（土当归、野当归、鸭脚前胡）

【来源】为伞形科植物紫花前胡 *Angelica decursiva* (Miq.) Franch. et Sav. 的根。

【性状鉴别】主根呈圆柱形，根头部有茎痕及膜状叶鞘残基，侧根数条。根的表面棕色至黑棕色，**有细纵皱纹和灰白色的横长皮孔**。主根质坚实，不易折断，**断面类白色，皮部与木部极易分离，皮部较窄，浅棕色，散生黄色油点**；中央木质部黄白色，占根的绝大部分。气芳香，味淡而后苦、辛。以条粗壮、质柔软、香气浓者为佳。

【性味功效】苦、辛，微寒。降气化痰，宣散风热。内服煎汤 5～10g。

【验方精选】

　　1. 外感咳嗽痰稀鼻塞　前胡、杏仁、半夏、茯苓、苏叶、橘皮、苦桔梗、甘草、生姜各6g，大枣2枚，水煎服。

　　2. 麻疹透发不畅　前胡、升麻、葛根、枳壳、木通、连翘、牛蒡子、杏仁、竹叶各2.5g，荆芥、防风各1.5g，桔梗、薄荷、甘草各0.6g，水煎服。

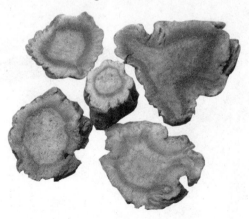

洋金花（山茄花、曼陀罗花、胡笳花）

【来源】为茄科植物白花曼陀罗 *Datura metel* L. 的花。

【性状鉴别】花多为数十朵捆成一把，花萼一般已除去。花冠喇叭状，黄棕色或淡黄色，**先端5浅裂，裂片先端短尖，短尖下有3条明显的纵脉纹**，裂片间微凹陷；雄蕊5，花丝下部紧贴花冠筒，花药扁平，为花冠的3/4；雌蕊1，柱头棒状。烘干品质柔韧，气特异；晒干品质脆，气微，味微苦。以朵大、不破碎、花冠肥厚者为佳。

【性味功效】辛，温；有毒。止咳平喘，止痛，止痉。入丸散0.3～0.6g，每日不超过1.5g。

【验方精选】

1. 慢性气管炎　洋金花0.1g，金银花、远志、甘草各0.5g，研末制成蜜丸服用。

2. 肌肉疼痛　洋金花6g，煎水外洗。

3. 小儿慢惊风　洋金花7朵，天麻、炮天南星、丹砂、乳香各7.5g，炒全蝎10枚，研末，每次1.5g，薄荷汤送服。

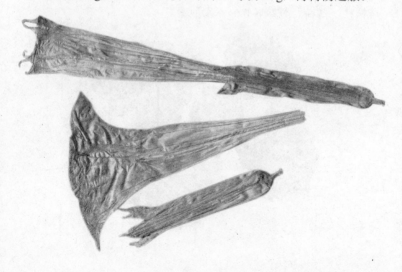

桔梗（白药、梗草、苦桔梗）

【**来源**】为桔梗科植物桔梗*Platycodon grandiflorum* (Jacq.) A. DC.的根。

【**性状鉴别**】根呈长纺锤形或长圆柱形，**下部渐细**，有时分枝稍弯曲，**顶端具根茎(芦头)，上面有半月形茎痕(芦碗)**。表面白色或淡黄白色，皱缩，上部有横纹，具纵沟，并有横长的皮孔样根痕及支根痕。质坚脆，易折断，断面类白色至类棕色，有放射状裂隙，**皮部类白色，形成层显著，木部淡黄白色**，中央无髓。气微，味微甜而后苦。以根肥大、色白、质坚实、味苦者为佳。

【**性味功效**】苦、辛，平。开宣肺气，祛痰排脓，利咽。内服煎汤3～10g。

【**验方精选**】

1. 外感风热病邪　桔梗、杏仁、苇根各6g，桑叶7.5g，菊花3g，连翘5g，薄荷、甘草各2.5g，水煎服。

2. 肺痈，咽干不渴　桔梗30g，甘草60g，水煎服。

3. 感冒　苦桔梗3g，鲜葱白3枚，焦山栀6g，淡豆豉9g，苏薄荷3g，青连翘4.5g，生甘草2g，鲜淡竹叶30片，水煎服。

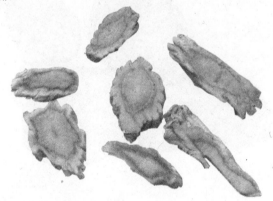

黄药子（苦药子、黄狗子）

【来源】为薯蓣科植物黄独 *Dioscorea bulbifera* L. 的块茎。

【性状鉴别】块茎多为横切厚片，圆形或近圆形，直径2.5～7cm，厚0.5～1.5cm；**表面棕黑色，皱缩，有众多白色、点状突起的须根痕**，或有弯曲残留的细根，栓皮易剥落，切面黄白色至黄棕色，平坦或凹凸不平；质坚脆，易折断，**断面颗粒状，并散有橙黄色麻点**；气微，味苦。以片大、外皮棕黑色、断面黄白色者为佳。

【性味功效】苦，寒。有毒。散结消瘿，清热解毒，凉血止血。内服煎汤3～9g。

【验方精选】

1. 瘿瘤　黄药子250g，浸酒服用。

2. 毒蛇咬伤　黄药子9g，天葵根、生天南星各3g，捣烂，敷伤口。

3. 舌肿，重舌　黄药子、炙甘草各30g。捣散，每次服5g。

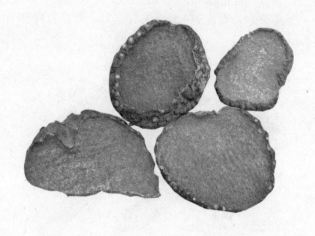

旋覆花（夏菊、百叶草、金钱花）

【来源】为菊科植物旋覆花 *Inula japonica* Thunb. 的头状花序。

【性状鉴别】花序呈扁球形或类球形，直径1～2cm。**总苞片5层**，覆瓦状排列，苞片披针形或条形，灰黄色；**舌状花1列**，黄色，多卷曲，常脱落，先端3齿裂；**管状花多数**，棕黄色，先端5齿裂；**子房顶端有多数白色冠毛**。有的可见椭圆形小瘦果。体轻，易散碎。气微，味微苦。以完整、朵大、色黄、无枝梗者为佳。

【性味功效】苦、辛、咸，微温。降气化痰，降逆止呕。内服煎汤3～10g，宜布包煎。

【验方精选】

1. 胃脘痞闷或胀满，呃逆　旋覆花、半夏、代赭石各9g，炙甘草、人参各6g，生姜10g，大枣4枚，水煎服。

2. 咳嗽气逆　旋覆花、苏子、生姜各9g，半夏、前胡各6g，水煎服。

3. 痰涎壅盛、咳嗽喘满　旋覆花、赤芍、半夏、前胡、麻黄、荆芥、五味子、甘草、茯苓、杏仁各12g，水煎服。

注：同属植物欧亚旋覆花 *Inula britannica* L. 的头状花序也作中药旋覆花用。

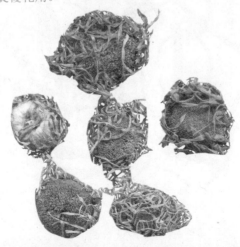

紫菀（青菀、紫蒨、紫菀茸）

【**来源**】为菊科植物紫菀 *Aster tataricus* L.f. 的根及根茎。

【**性状鉴别**】根茎呈不规则块状，顶端有茎基及叶柄的残痕，质稍硬；表面紫红色或灰红色，**断面较平坦，显油性**。根多数，细长，多编成辫状，质柔韧。表面紫红色或灰红色，有纵皱纹。**断面淡棕色有紫边**。气清香，味甜、微苦。以根长、色紫红、质柔韧者为佳。

【**性味功效**】苦、甘，微温。润肺下气，化痰止咳。内服煎汤 5 ～ 10g。

【**验方精选**】

1. 肺伤咳嗽　紫菀花 15g，水煎服。

2. 小儿咳嗽气急　紫菀 60g，贝母、款冬花各 30g，捣散，每次服 3g。

3. 肺虚咳嗽　紫菀、白芷、人参、黄芪、地骨皮、杏仁、桑白皮各 12g，水煎服。

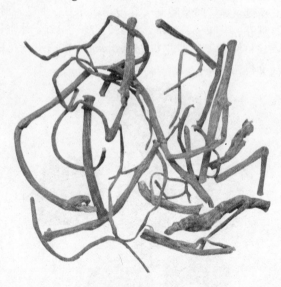

矮地茶（平地木、叶下红、不出林）

【**来源**】为紫金牛科植物紫金牛 *Ardisia japonica* (Thunb.) Blume 的全草。

【**性状鉴别**】根茎呈圆柱形，疏生须根。茎略呈扁圆柱形，稍扭曲；表面红棕色，有细纵纹、叶痕及节；质硬，易折断。叶互生，集生于茎梢；叶片略卷曲或破碎，完整者展平后呈椭圆形；灰绿色、棕褐色或浅红棕色；边缘具细锯齿；近革质。茎顶偶有红色球形核果。气微，味微涩。以茎色红棕、叶色绿者为佳。

【**性味功效**】辛、微苦，平。止咳平喘，清热利湿，活血化瘀。内服煎汤 15 ～ 30g。

【**验方精选**】

1. 肺痈　矮地茶、鱼腥草各30g，水煎服。

2. 急性黄疸型肝炎　矮地茶、北刘寄奴、车前草各30g，水煎服。

3. 风湿筋骨疼痛　矮地茶、威灵仙各12g，八角枫3g，鸡血藤20g，水煎服。

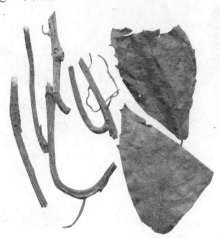

满山红（映山红、迎山红、山崩子）

【来源】为杜鹃花科植物兴安杜鹃 *Rhododendron dauricum* L. 的叶。

【性状鉴别】叶多反卷成筒状，有的皱缩破碎；完整叶片展平后呈椭圆形或长倒卵形。上表面暗绿色至褐绿色，散生浅黄色腺鳞；下表面灰绿色，腺鳞甚多。近革质。气芳香特异，味较苦、微辛。以叶片完整、色绿暗者为佳。

【性味功效】辛、苦，寒。止咳祛痰。内服煎汤25～50g。

【验方精选】

1. 急、慢性支气管炎　满山红、暴马子皮各1050g，黄芩500g。上三药与适量辅料制成1000片；每次3～4片送服。

2. 咳嗽　满山红油15g，满山红总黄酮25g，桔梗提取物50g，刺五加浸膏35g。上四药与适量辅料制成胶囊1000粒；每次2～3粒送服。

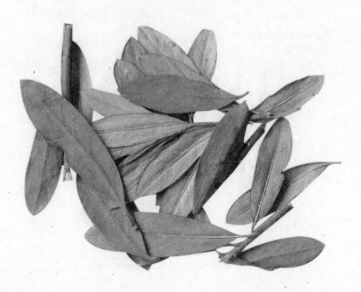

十四、安神药

合欢皮（合昏皮、夜合皮、合欢木皮）

【来源】为豆科植物合欢 *Albizia julibrissin* Durazz. 的树皮。

【**性状鉴别**】树皮呈筒状或半筒状，长 0.4 ～ 0.8cm，厚 0.1 ～ 0.3cm。**外表面粗糙，灰棕色或灰褐色，散布横细裂纹，稍有纵皱纹，密生明显的椭圆形皮孔**，棕红色。内表面平滑，黄白色或淡黄色，有细密纵纹。质硬而脆，易折断。断面纤维状，淡黄色。气微香，味淡、微涩。以皮细嫩、皮孔明显者为佳。

【**性味功效**】甘，平。安神解郁，活血消肿。内服煎汤 10 ～ 15g。

【**验方精选**】

1. 心烦失眠　合欢皮 9g，夜交藤 15g，水煎服。

2. 肺痈咳吐脓血　合欢皮、鱼腥草、芦根各 15g，黄芩、桃仁各 10g，水煎服。

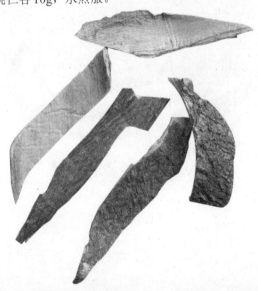

远志（细草、棘菀、小草根）

【来源】为远志科植物远志 *Polygala tenuifolia* Willd. 的根。

【性状鉴别】根呈圆柱形，略弯曲。表面灰黄色至灰棕色，全体有密而深陷的横皱纹、纵皱纹及裂纹，老根的横皱纹较密且深陷，略呈结节状。质硬而脆，易折断，**断面皮部棕黄色，木部黄白色，皮部易与木部剥离。**气微，味苦、微辛，嚼之有刺喉感。以根粗壮、皮厚者为佳。

【性味功效】苦、辛，微温。宁心安神，祛痰开窍，消散痈肿。内服煎汤 3 ～ 10g。

【验方精选】

1. 心胆气虚、心神不宁证 远志、人参、茯神各 30g，石菖蒲、龙齿各 15g，炼蜜为丸，每次服 6g。

2. 小儿惊悸 远志 5g，水煎服。

3. 一切痈疽 远志适量，研末，每次 9g，用酒送服。

注：同属植物卵叶远志 *Polygala sibirica* L. 的根也作中药远志用。

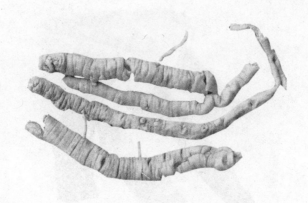

灵芝（木灵芝、菌灵芝、灵芝草）

【**来源**】为多孔菌科真菌赤芝 *Ganoderma lucidum* (Leyss.ex Fr.)Karst.的子实体。

【**性状鉴别**】子实体呈伞形，菌盖（菌帽）坚硬木栓质，半圆形或肾形，直径10～18cm，厚1～2cm。皮壳坚硬，初黄色，渐变为红褐色，**有光泽，具环状棱纹及辐射状皱纹**，边缘薄而平截，常稍内卷。菌盖下表面菌肉白色至浅棕色，由无数细密管状孔洞（菌管）构成，菌管内有担子器及担孢子。**菌柄圆柱形，侧生**，红褐色至紫褐色，有漆样光泽。孢子细小，黄褐色。气微香，味苦涩。以个大、菌盖厚、完整、色紫红、有漆样光泽者为佳。

【**性味功效**】甘，平。补气安神，止咳平喘。内服煎汤6～12g。

【**验方精选**】

　　1. 神经衰弱，心悸头晕　灵芝1.5～3g，水煎服。

　　2. 多年胃病　灵芝1.5g，切碎，米酒浸泡送服。

注：同属植物紫芝 *Ganoderma sinense* Zhao，Xu et Zhang的子实体也作中药灵芝用。

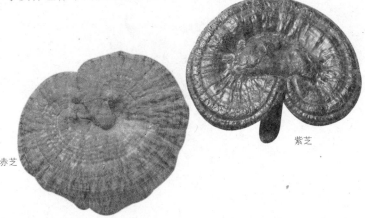

紫芝

赤芝

柏子仁（柏实、柏仁、侧柏子）

【来源】为柏科植物侧柏 *Platycladus orientalis* (L.) Franco 的种仁。

【性状鉴别】种仁呈长卵圆形至长椭圆形，长0.4～0.7cm，直径0.15～0.3cm。表面黄白色或淡黄棕色，外面常包有薄膜质的内种皮，顶端略尖，并有深褐色的小点，基部钝圆。断面乳白色至黄白色，胚乳较发达，子叶2枚或更多。质软，富油性。气微香，味淡。以颗粒饱满、黄白色、油性大而不泛油、无皮壳杂质者为佳。

【性味功效】甘，平。养心安神，润肠通便。内服煎汤10～15g。

【验方精选】

1. 心肾失调、神志不安　柏子仁12g，枸杞子9g，麦冬、当归、石菖蒲、茯神各5g，玄参、熟地黄、甘草各6g，炼蜜为丸，每次服9g。

2. 津枯便秘　柏子仁9g，桃仁、杏仁各15g，松子仁、郁李仁各5g，陈皮20g，水煎服。

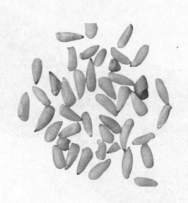

十五、平肝息风药

刺蒺藜（蒺藜子、白蒺藜、三角刺）

【来源】为蒺藜科植物蒺藜 *Tribulus terrestris* L. 的果实。

【性状鉴别】复果由5分果瓣聚合而成，呈放射状五棱状球形，直径0.7～1.2cm。单一的分果瓣斧状三角形，淡黄绿色，背部隆起，有纵棱及多数小刺，并有对称长刺和短刺各1对，成八字形分开，两侧面粗糙，有网纹，灰白色。果皮坚硬，木质。种子卵圆形，3～4粒，稍扁，有油性。气微，味苦。以果粒均匀、饱满坚实、色灰白者为佳。

【性味功效】苦、辛，平。平肝解郁，祛风明目。内服煎汤6～9g。

【验方精选】

1. 目赤肿痛　刺蒺藜（研末）4.5g，羌活、防风各2.1g，炙甘草1.5g，荆芥、赤芍各3g，葱白2条，水煎服。

2. 胸痹　刺蒺藜500g，研末，每次服12g。

3. 白癜风　刺蒺藜3g，研末冲服。

注：同属植物大花蒺藜 *Tribulus cistoides* L. 的果实也作中药刺蒺藜用。

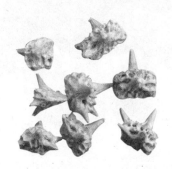

罗布麻叶（吉吉麻、红花草、野茶叶）

【来源】为夹竹桃科植物罗布麻 *Apocynum venetum* L. 的叶。

【性状鉴别】叶多皱缩卷曲，有的破碎，完整叶片展平后呈椭圆状披针形或卵圆状披针形，长2～5cm，宽0.5～2cm。淡绿色或灰绿色，先端钝，有小芒尖，基部钝圆或楔形，边缘具细齿，常反卷，两面无毛，叶脉于下表面突起；叶柄细。质脆。气微，味淡。以完整、色绿者为佳。

【性味功效】甘、苦，凉。平抑肝阳，清热，利尿。内服煎汤5～10g。

【验方精选】

1. 高血压，肝硬化腹水浮肿　罗布麻3～9g，开水冲泡送服。

2. 高血压，头痛失眠　罗布麻、玉竹各9g，水煎服。

3. 肝炎腹胀　罗布麻、延胡索各6g，甜瓜蒂4.5g，公丁香3g，木香9g，研末，每次1.5g开水送服。

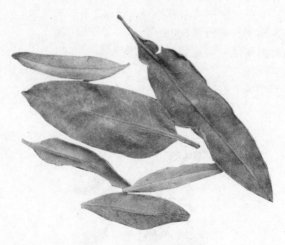

钩藤（钩藤、吊藤、莺爪风）

【来源】为茜草科植物钩藤 *Uncaria rhynchophylla* (Miq.) Miq. ex Havil 的带钩茎枝。

【性状鉴别】茎枝呈圆柱形或类方柱形，表面红棕色至紫红色者具细纵纹，光滑无毛；黄绿色至灰褐色者有的可见白色点状皮孔，被黄褐色柔毛。**多数枝节上有对生的两个向下的弯钩，尖端向内卷曲，亦有单钩的，钩基部的枝上可见叶柄脱落后凹点及环状的托叶痕。**质坚韧，断面黄棕色，皮部纤维性，髓部黄白色或中空。气微，味淡。以双钩、茎细、质坚、色红褐或棕褐、有钩者为佳。

【性味功效】甘，微寒。息风止痉，清热平肝。内服煎汤 3～12g。

【验方精选】

1. 肝热生风证　钩藤、菊花、白芍、茯神木各9g，羚羊角4.5g，桑叶6g，生地、竹茹各15g，贝母12g，甘草3g，水煎服。

2. 风热目赤头痛　钩藤10g，赤芍、桑叶、菊花各10g，水煎服。

注：同属植物大叶钩藤 *Uncaria macrophylla* Wall.、毛钩藤 *Uncaria hirsuta* Havil.、华钩藤 *Uncaria sinensis* (Oliv.)Havil. 或无柄果钩藤 *Uncaria sessilifructus* Roxb. 的带钩茎枝也作中药钩藤用。

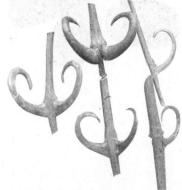

十六、补虚药

大枣（干枣、红枣、南枣）

【来源】为鼠李科植物枣 *Ziziphus jujuba* Mill. 的果实。

【性状鉴别】果实呈椭圆形或球形，表面暗红色，略带光泽，有不规则皱纹。基部凹陷，具短果柄。外果皮薄，中果皮肉质松软，如海绵状，黄棕色或淡褐色。果核纺锤形，坚硬，两端尖锐，表面暗红色。气微香，味甜。以色红、肉厚、饱满、核小、味甜者为佳。

【性味功效】甘，温。补中益气，养血安神，缓和药性。内服煎汤9～15g。

【验方精选】

1. 肝气失和之脏躁　大枣10枚，甘草9g，小麦30g，水煎服。

2. 虚劳，烦闷，失眠　大枣20枚，葱白7根，水煎服。

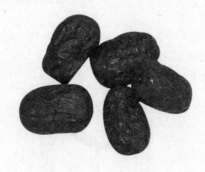

人参（人衔、血参、地精）

【来源】为五加科植物人参 *Panax ginseng* C. A. Mey. 的根。野生习称为"山参"，栽培习称为"园参"。山参经晒干，习称为"生晒山参"。园参经晒干或烘干，习称为"生晒参"。蒸熟后晒干或烘干，习称为"红参"。

【性状鉴别】生晒山参　主根（参体）与根茎（芦头）等长或较短，呈人字形、菱形或圆柱形。表面灰黄色，具纵纹，上端有紧密而深陷的环状横纹，支根多为2条，须根细长，清晰不乱，有明显的疣状突起，习称为"珍珠疙瘩"。根茎细长，上部具密集的茎痕（芦碗），不定根（艼）较粗，形似枣核。气香浓厚，味甘微苦。

　　山参以支大、芦长、纹细、碗密、有圆芦及珍珠点者为佳。园参以支大、芦长者为佳。

【性味功效】甘、微苦，微温。大补元气，补脾益肺，生津止渴，安神益智。内服煎汤3～10g，用于急重症可增至15～30g。

【验方精选】

　　1. 四肢逆冷、阳气衰微　人参15g，附子30g，水煎服。

　　2. 肺肾两虚、气促痰喘　人参、胡桃肉各9g，水煎服。

　　3. 气阴两伤证　人参、麦冬各9g，五味子6g，水煎服。

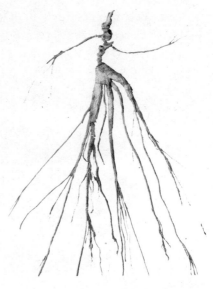

山药（薯蓣、山芋、怀山药）

【来源】为薯蓣科植物薯蓣 *Dioscorea opposita* Thunb. 的根茎。

【性状鉴别】毛山药　根茎略呈圆柱形，稍扁而弯曲，表面黄白色或棕黄色，**有明显纵皱及栓皮未除尽的痕迹，并可**见少数须根痕，两头不整齐。质坚实，不易折断，**断面白色，颗粒状，粉性。**气微，味淡微酸，嚼之发黏。

　　光山药　根茎呈平滑的圆柱形，两端齐平。粗细均匀，挺直。**表面光滑，洁白，粉性足。**

　　均以条粗、质坚实、粉性足、色洁白者为佳。

【性味功效】甘，平。益气补阴，补脾肺肾，固精止带。内服煎汤 10～30g。

【验方精选】

　　1. 脾胃气虚夹湿泄泻证　山药、白术、甘草、人参、茯苓各1000g，莲子肉、薏苡仁、砂仁、桔梗各500g，白扁豆750g，研末，每次服6g。

　　2. 妇女赤白带下　生山药30g，生龙骨、生牡蛎各24g，海螵蛸12g，茜草9g，水煎服。

　　3. 肾虚胃燥之消渴　生山药30g，生黄芪15g，知母18g，生鸡内金6g，葛根4.5g，五味子、天花粉各9g，水煎服。

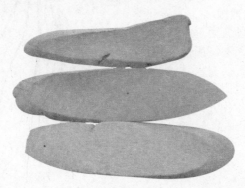

女贞子（女贞实、冬青子、白蜡树子）

【来源】为木犀科植物女贞 *Ligustrum lucidum* Ait.的果实。

【性状鉴别】果实呈卵形、椭圆形或肾形，长0.6～0.9cm，直径0.4～0.6cm。**表面黑紫色或棕黑色，具皱纹**；两端钝圆，基部有果柄痕或具宿萼及短梗。外果皮薄，中果皮较松软，易剥离，内果皮木质，黄棕色，具纵棱，破开后种子通常1粒，肾形，紫黑色，油性。气微，味甘、微苦涩。以粒大、饱满、色黑紫者为佳。

【性味功效】甘、苦，凉。补肝肾，乌须明目。内服煎汤6～15g。

【验方精选】

1. 视神经炎　女贞子、草决明、青葙子各30g，水煎服。

2. 阴虚骨蒸潮热　女贞子、地骨皮各9g，青蒿、夏枯草各6g，水煎服。

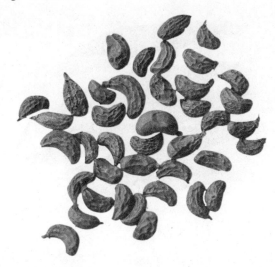

天冬（大当门根、天门冬）

【来源】为百合科植物天门冬 *Asparagus cochinchinensis* (Lour.) Merr. 的块根。

【性状鉴别】块根呈长纺锤形，稍弯曲。表面黄白色或浅黄棕色，**呈油润半透明状**，光滑或有深浅不等的纵皱纹。干透者质坚硬而脆，未干透者质柔软，有黏性；**断面黄白色，角质样。皮部宽，中柱明显**。气微，味甘、微苦。以肥满、致密、色黄白、半透明者为佳。

【性味功效】甘、苦，寒。养阴润燥，清火生津。内服煎汤 10 ～ 15g。

【验方精选】

　　1. 肺胃燥热，痰黏咳嗽　天冬、麦冬各 12g，炼蜜为膏服用。

　　2. 妇人喘、手足烦热　天冬 30g，麦冬 24g，生地黄 1500g（取汁为膏），研末为丸，每次服 3g。

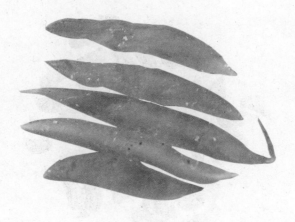

太子参（孩儿参、童参、米参）

【**来源**】为石竹科植物孩儿参 *Pseudostellaria heterophylla* (Miq.) Pax ex Pax et Hoffm. 的块根。

【**性状鉴别**】块根呈细长条形或长纺锤形，稍弯曲。表面黄白色，较光滑，有细皱纹及凹下的须根痕，**根头钝圆，其上常有残存的茎痕，下端渐细如鼠尾**。质硬脆，易折断，断面平坦，淡黄白色，角质样；晒干者类白色，有粉性。气微，味微甘。以条粗、色黄白者为佳。

【**性味功效**】甘、微苦，平。益气健脾，生津润肺。内服煎汤 10～30g。

【**验方精选**】

1. 病后虚弱，伤津口干　太子参、生地、白芍、生玉竹各9g。水煎服。

2. 心悸　太子参、南沙参、丹参、苦参各9g，水煎服。

3. 肺虚咳嗽　太子参15g，麦冬12g，甘草6g，水煎服。

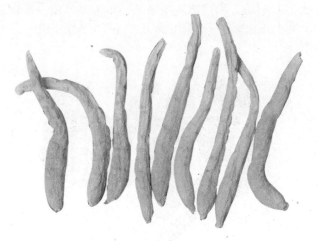

巴戟天（巴戟、戟天、鸡肠风）

【来源】为茜草科植物巴戟天 *Morinda officinalis* How 的根。

【性状鉴别】根呈扁圆柱形，略弯曲，直径 0.5～2cm；表面灰黄色或暗灰色，具纵纹及深陷的横裂纹，**有的呈缢缩状或皮部横向断离而露出木部，形如鸡肠。质坚韧，断面皮部厚，紫色，易与木部剥离。**木部坚硬，黄棕色或黄白色。气微，味甘而微涩。以条大、肥壮、连珠状、肉厚、色紫者为佳。

【性味功效】辛、甘，温。补肾阳，壮筋骨，祛风湿。内服煎汤 3～10g。

【验方精选】

　　1. 小便不禁　益智仁、制巴戟天、螵蛸、菟丝子各等份。捣成细末，酒煮制成 0.2g/丸。每次服用 20 丸，饭前用盐酒或盐水送服。

　　2. 肾脏久虚，腰脚酸疼　巴戟天、补骨脂、茴香子各 25g，附子 50g。捣成末，用酒熬一半成膏，留一半拌和丸，每丸重 0.2g。每次服用 20 丸，饭前用盐水送服。

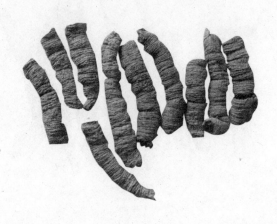

玉竹（委萎、连竹、笔管子）

【**来源**】为百合科植物玉竹*Polygonatum odoratum* (Mill.) Druce的根茎。

【**性状鉴别**】根茎呈长圆柱形，略扁，少有分枝，长4～18cm，直径0.3～1.6cm。表面黄白色或淡黄棕色，半透明，具纵皱纹及微隆起的环节，**有白色圆点状的须根痕和圆盘状茎痕**。质硬而脆或稍软，易折断，**断面黄白色，角质样或显颗粒性**。气微，味甘，嚼之有黏性。以条长、肉肥、黄白色、光泽柔润者为佳。

【**性味功效**】甘，平。滋阴润肺，养胃生津。内服煎汤6～12g。

【**验方精选**】

　　1. 虚咳　玉竹12g，百合9g。水煎服。

　　2. 肺结核咳血　玉竹9g，大黄炭3g，地骨皮炭3g，白及12g。水煎服。

　　3. 糖尿病　玉竹、生地、枸杞各500g。熬成膏。每次服用15～20g，每日3次。

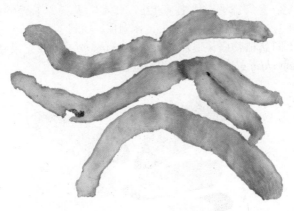

甘草（蜜甘、甜根子、甜草）

【来源】为豆科植物甘草 *Glycyrrhiza uralensis* Fisch. 的根及根茎。

【性状鉴别】根呈圆柱形，长25～100cm，直径0.6～3.5cm。**表面红棕色或灰棕色**，具显著的纵皱纹、沟纹及横长皮孔，并有稀疏的细根痕，**外皮松紧不一**。质坚实，断面纤维性，黄白色，有粉性，**横切面有明显的形成层环纹和放射状纹理，常形成裂隙**。根茎呈圆柱形，表面有芽痕，断面中部有髓。气微，味甜而特殊。以皮细紧、色红棕、断面黄白色、粉性足者为佳。

【性味功效】甘，平。补脾益气，清热解毒，祛痰止咳，缓急止痛，调和诸药。内服煎汤2～10g。

【验方精选】

1. 阴阳气血并补　炙甘草12g，生姜9g，人参6g，生地黄500g，桂枝9g，阿胶6g，麦门冬10g，生地黄20g，麻仁10g，大枣10枚。清酒和水煎服。每日3次。

2. 宣肺止咳，祛痰排脓　甘草12g，桔梗6g。水煎服。

3. 胃气虚弱　炙甘草12g，黄芩、人参、干姜各9g，黄连3g，大枣4枚，半夏9g。水煎服。每日3次。

注：同属植物胀果甘草 *Glycyrrhiza inflata* Bat. 或光果甘草 *Glycyrrhiza glabra* L. 的根和根茎也作中药甘草用。

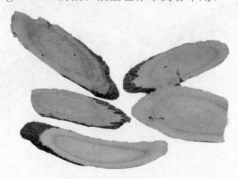

龙眼肉（龙眼、桂圆、元眼肉）

【来源】 为无患子科植物龙眼 *Dimocarpus longan* Lour. 的假种皮。

【性状鉴别】 假种皮呈纵向破裂的不规则块片，**常黏结成团**，长 1～1.5cm，宽 2～4cm，厚约 0.1cm。**黄棕色至棕色；半透明**。外表面皱缩不平，内表面光亮，有细纵皱纹。**质柔润，有黏性**。气微香，味甜。以片大而厚、色黄棕、半透明、甜味浓者为佳。

【性味功效】 甘，温。补心脾，益气血，安心神。内服煎汤 9～15g。

【验方精选】

1. 健脾补脑，提神　龙眼肉、白术、茯苓、黄芪、酸枣仁各 30g，人参、木香各 15g，炙甘草 8g。切细，每次服用 13g。

2. 脾虚泄泻　龙眼肉 14 粒，生姜 3 片。水煎服。

3. 大补气血　龙眼肉盛于竹筒式瓷碗内，每碗 30g，加白糖 3g，素体多火者，再加入西洋参片 3g，每日置于饭锅上蒸多次。凡衰羸老弱，别无痰火便滑之病者，每次服用 15 毫升。

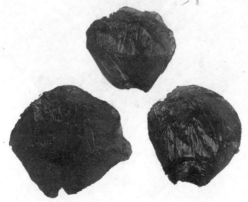

北沙参（海沙参、辽沙参、野香菜根）

【来源】为伞形科植物珊瑚菜 *Glehnia littoralis* Fr. Schmidt ex Miq. 的根。

【性状鉴别】根呈细长圆柱形，偶有分枝，长15～45cm，直径0.4～1.2cm；表面淡黄白色，略粗糙，偶有残存外皮，全体有细纵皱纹及纵沟，**并有棕黄色点状细根痕**，顶端常留有黄棕色根茎残基；质脆，易折断，**断面皮部浅黄白色，形成层环深褐色，木部黄色，放射状**。气特异，味微甘。以粗细均匀、长短一致、去净栓皮、色黄白者为佳。

【性味功效】甘，凉。养阴清肺，益胃生津。内服煎汤5～12g。

【验方精选】

1. 滋养肺胃，生津润燥　北沙参9g，麦冬9g，玉竹6g，甘草3g，桑叶4.5g，生扁豆4.5g，花粉4.5g。水煎服。

2. 急慢性支气管炎　北沙参、车前子各10g，生甘草5g。水煎服，每日2～3次。

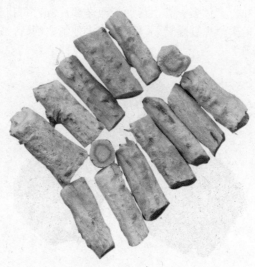

仙茅（独茅根、仙茅参、千年棕）

【**来源**】为石蒜科植物仙茅 *Curculigo orchioides* Gaertn. 的根茎。

【**性状鉴别**】根茎呈圆柱形，略弯曲，长 3 ～ 10cm，直径 0.4 ～ 0.8cm；表面黑褐色或棕褐色，粗糙，有细孔状的须根痕及纵横皱纹；质硬而脆，易折断，断面不平坦，略呈角质状，淡褐色或棕褐色，**近中心处色较深，并有一深色环**；气微香，味微苦、辛。以根条粗长、质坚脆、表面黑褐色者为佳。

【**性味功效**】辛，温。有毒。温肾阳，强筋骨，祛寒湿。内服煎汤 3 ～ 10g。

【**验方精选**】

1. 降血压　仙茅、淫羊藿、巴戟、知母、黄柏、当归，各取等量，煎成浓缩液。每日服2次，每次15 ～ 50毫升。

2. 壮骨，益肾，明目　仙茅1000g，苍术1000g，枸杞500g，车前子600g，白茯苓、茴香、柏子仁各400g，生地黄、熟地黄各200g。捣成末，用酒煮糊制成0.2g/丸。每次服用50丸，饭前用温酒送服，每日2次。

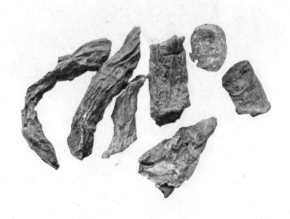

白术（山蓟、山芥、山姜）

【**来源**】为菊科植物白术 *Atractylodes macrocephala* Koidz. 的根茎。

【**性状鉴别**】根茎呈不规则的肥厚团块，长 3～13cm，直径 1.5～7cm；表面灰黄色或灰棕色，**有瘤状突起及断续的纵纹和沟纹，并有须根痕**，顶端有残留茎基和芽痕；质坚硬不易折断，**断面不平坦，黄白色至淡棕色，有棕黄色的点状油室散在**；气清香，味甘、微辛。以个大、质坚实、断面黄白色、香气浓者为佳。

【**性味功效**】苦、甘，温。健脾益气，燥湿利水，止汗，安胎。内服煎汤 6～12g。

【**验方精选**】

1. 健脾胃，促消化　白术 6g，枳实 7 个。水煎服。

2. 脾胃气虚，乏力　白术、人参、茯苓各 9g，炙甘草 6g。水煎服。

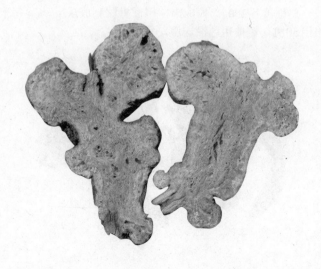

白扁豆（峨眉豆、膨皮豆、藤豆）

【**来源**】为豆科植物扁豆 *Dolichos lablab* L. 的种子。

【**性状鉴别**】种子呈扁椭圆形或扁卵圆形，长0.8～1.3cm，宽0.6～0.9cm，厚约0.7cm；表面淡黄白色或淡黄色，平滑，略有光泽，**一侧边缘有隆起的白色眉状种阜**，剥去后可见凹陷的种脐，紧接种阜的一端有珠孔，另端有种脊。质坚硬，种皮薄而脆，子叶2片，肥厚，黄白色；气微，味淡，**嚼之有豆腥气**。以粒大、饱满、色白者为佳。

【**性味功效**】甘、淡，平。健脾，化湿，消暑。内服煎汤9～15g。

【**验方精选**】

1. 霍乱　白扁豆、香薷各15g。水煎服。

2. 心脾肠热，口舌生疮　白扁豆、蒺藜子各18g。水煎服。每日3次。

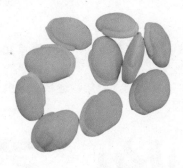

冬虫夏草（虫草、冬虫草、夏草冬虫）

【来源】为麦角菌科真菌冬虫夏草菌 *Cordyceps sinensis* (Berk.) Sacc.的子座及其寄主蝙蝠蛾科昆虫蝙蝠蛾幼虫上的子座和幼虫尸体的复合体。

【性状鉴别】本品由虫体与从头部长出的真菌子座相连而成。虫体似蚕，长3～5cm，直径0.3～0.8cm；表面深黄色至黄棕色，有环纹20～30个，近头部的环纹较细；头部红棕色，**足8对，近头部3对，中部4对，近尾部1对，以中部4对最为明显**；质脆，易折断，**断面略平坦，淡黄白色**。子座单生，细长圆柱形，长4～7cm，直径约0.3cm；表面深棕色至棕褐色，有细纵皱纹，上部稍膨大；质柔韧，断面类白色；气微腥，味微苦。以虫体色泽黄亮、丰满肥大、断面黄白色、菌座短小者为佳。

【性味功效】甘，温。补肺益肾，止咳化痰。内服煎汤3～9g。

【验方精选】

1. 肺结核咳嗽，老年虚喘　冬虫夏草30g，贝母15g，百合12g。水煎服。

2. 贫血，病后虚弱，阳痿，遗精　冬虫夏草15g，黄芪30g。水煎服。

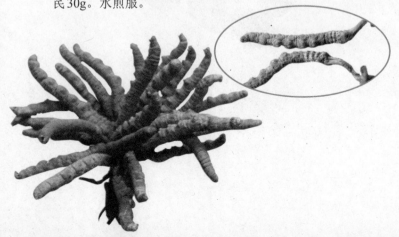

百合（摩罗、中庭、重迈）

【来源】为百合科植物百合 *Lilium brownii* F. E. Brown var. *viridulum* Baker 的肉质鳞茎。

【性状鉴别】鳞叶呈长椭圆形，长 2～5cm，宽 1～2cm，中部厚约 0.4cm；表面类白色、淡棕黄色或微带紫色，光滑半透明，**有数条纵直平行的白色维管束**；顶端稍尖，基部较宽，边缘薄，微波状，略向内弯曲；质硬而脆，**断面较平坦，角质样**；气微，味微苦。以鳞叶均匀、肉厚、质硬、筋少、色白、味微苦者为佳。

【性味功效】甘、微苦，微寒。养阴润肺，清心安神。内服煎汤 6～12g。

【验方精选】

1. 滋润肺肾，止咳化痰　百合、麦冬、贝母各 6g，桔梗、元参、白芍、甘草各 3g，熟地、生地、当归各 12g。水煎服。

2. 神经衰弱，心烦失眠，百合 16g，酸枣仁 16g，远志 9g。水煎服。

3. 心口痛，服诸热药不效者　百合 9g，乌药 1.5g。水煎服。

注：同属植物卷丹 *Lilium lancifolium* Thunb. 或细叶百合 *Lilium pumilum* DC. 的肉质鳞叶也作中药百合用。

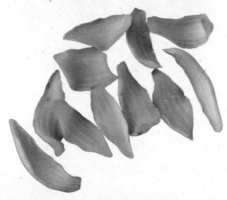

麦冬（麦门冬、不死药、沿阶草）

【**来源**】为百合科植物麦冬 *Ophiopogon japonicus* (L.f) Ker-Gawl. 的块根。

【**性状鉴别**】块根呈纺锤形，两端略尖，长 1.5～3cm，直径 0.3～0.6cm；表面黄白色或淡黄色，有细纵纹，有时一端有细小中柱外露；质柔韧，**断面黄白色，半透明，中柱细小**；气微香，味甘、微苦，**嚼之微有黏性**。以肥大、淡黄白色、半透明、质柔、嚼之有黏性者为佳。

【**性味功效**】甘、微苦，微寒。滋阴润肺，益胃生津，清心除烦。内服煎汤 6～12g。

【**验方精选**】

1. 胃阴虚致渴　麦冬 15g，沙参 9g，玉竹 4.5g，生地 15g，冰糖 3g。水煎服。

2. 润燥，通便　麦冬 24g，生地 24g，元参 30g。水煎服。

3. 清营解毒，透热养阴　麦冬、银花各 9g，黄连 5g，生地 15g，竹叶心 3g，丹参、连翘各 6g，水牛角 30g。水煎服。

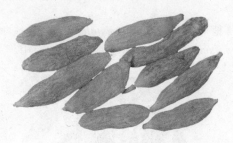

杜仲（思仙、木棉、丝连皮）

【来源】为杜仲科植物杜仲 *Eucommia ulmoides* Oliv. 的树皮。

【性状鉴别】树皮呈扁平的板块状、卷筒状，或两边稍向内卷的块片，厚 0.3～0.7cm；外表淡灰棕色或灰褐色，有明显的纵皱纹或不规则的纵裂槽纹；内表面暗紫褐色或红褐色，光滑；质脆，易折断，**断面粗糙，有细密银白色并富弹性的橡胶丝相连**；气微，味稍苦，**嚼之有胶状残余物**。以皮厚而大、粗皮刮净、内表面色暗紫、断面银白色、橡胶丝多者为佳。

【性味功效】甘，温。补肝肾，强筋骨，安胎。内服煎汤 6～10g。

【验方精选】

1. 频繁堕胎或小产 制杜仲 400g，续断 100g，山药 250～300g，捣为末，做成每丸 0.5g 的糊丸。每次服 50 丸，空腹米汤送服。

2. 腰痛 杜仲、丹参各 72g，川芎 36g。泡酒 1000ml。少量常饮。

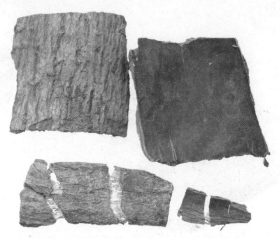

何首乌（首乌、地精、何相公）

【来源】为蓼科植物何首乌 *Polygonum multiflorum* Thunb.的块根。

【性状鉴别】块根呈不规则纺锤形块状；表面红棕色，皱缩不平，有浅沟，并有横长皮孔及细根痕；质坚硬，断面浅黄棕色或浅红棕色，显粉性，**皮部有4～11个类圆形异型复合维管束，形成云锦状花纹**，中央木部较大，有的呈木心。气微，味微苦而甘涩。以体重、质坚实、粉性足者为佳。

【性味功效】苦、甘、涩，微温。解毒，消痈，截疟，润肠通便。内服煎汤3～6g。

【验方精选】

1. 补气血，截疟　何首乌9g，人参9g，当归6g。水煎服。

2. 乌须发，壮筋骨　赤、白制何首乌各500g，赤、白制茯苓各500g，酒制枸杞子400g，菟丝子400g，酒制当归400g，制牛膝400g，炒补骨脂400g。制成蜜丸150丸，每日服用3丸。

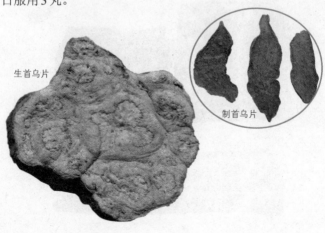

生首乌片

制首乌片

补骨脂（破故纸、胡韭子、黑故子）

【**来源**】为豆科植物补骨脂 *Psoralea corylifolia* L. 的果实。

【**性状鉴别**】果实扁圆状肾形，一端略尖，少有宿萼；表面黑棕色或棕褐色，具微细网纹；顶端圆钝，有一小突起，凹侧有果梗痕；质较硬脆；外种皮较硬，内种皮膜质，灰白色；子叶2枚，肥厚，淡黄色至淡黄棕色，有油性，气芳香特异，味苦，微辛。以粒大、饱满、色黑、坚实、无杂质者为佳。

【**性味功效**】辛、苦，温。温肾助阳，纳气平喘，温脾止泻。内服煎汤6～10g。

【**验方精选**】

1. 温肾暖脾，固肠止泻　补骨脂12g，肉豆蔻6g，吴茱萸3g，五味子6g。研末，加生姜400g，红枣100枚，煮烂和丸，每丸0.2g，每次50丸，温水送服。

2. 肾虚，四肢沉重，盗汗　补骨脂36g，菟丝子36g，胡桃肉9g，乳香、没药、沉香各9g。炼蜜丸，制成0.2g/丸。每次服20～30丸，每日1次。

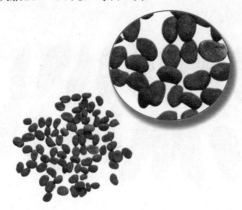

枸杞子（苟起子、血枸子、狗奶子）

【**来源**】为茄科植物宁夏枸杞 *Lycium barbarum* L. 的果实。

【**性状鉴别**】果实呈类纺锤形或椭圆形，长 0.6～2cm，直径 0.3～1cm；**表面红色或暗红色**，顶端有小突起状的花柱痕；基部有白色的果梗痕；果皮柔韧，皱缩；**果肉肉质，柔润而有黏性**；内有种子多数，类肾形，扁而翘，表面浅黄色或棕黄色；气微，味甜。以粒大、色红、肉厚、质柔润、籽少、味甜者为佳。

【**性味功效**】甘，平。滋补肝肾，益精明目。内服煎汤 6～12g。

【**验方精选**】

1. 劳伤虚损　枸杞子 1800g，干地黄 1100g，天门冬 800g。捣细，曝干，蜜和做丸，每日服 2 丸。

2. 虚劳，下焦虚损，微渴，小便频　枸杞子 9g，黄芪 14g，人参 9g，桂心 1g，当归 9g，白芍药 9g。捣筛为散。每次取 2g，加入生姜 0.2g，枣 3 枚，麦芽糖 0.2g，水煎服。

注：本植物或同属植物枸杞 *Lycium chinense* Mill. 的根皮作中药地骨皮入药。

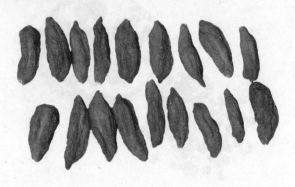

韭菜子（韭子、韭菜仁）

【**来源**】为百合科植物韭 *Allium tuberosum* Rottl. ex Spreng. 的种子。

【**性状鉴别**】种子呈半圆形或半卵圆形，略扁，表面黑色；一面凸起，粗糙，有细密的网状皱纹，另一面微凹，皱纹不甚明显；顶端钝，基部稍尖，有点状突起的种脐；纵切面种皮薄，胚乳灰白色，胚白色，弯曲，子叶1枚；质硬；气特异，味微辛。以粒饱满、色黑、无杂质者为佳。

【**性味功效**】辛、甘、温。补益肝肾，壮阳固精。内服煎汤 3 ～ 9g。

【**验方精选**】

1. 壮阳固精　韭子18g，龙骨17g，赤石脂17g。水煎服。

2. 白浊茎痛　韭子16g，车前子10g。白酒煎，静置一夜，空腹热服。

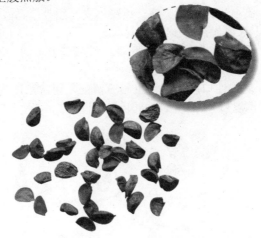

绞股蓝（七叶胆、小苦菜、遍地生根）

【来源】为葫芦科植物绞股蓝 *Gynostemma pentaphyllum* (Thunb.) Makino 的全草。

【性状鉴别】全草干燥皱缩，茎纤细灰棕色或暗棕色，表面具纵沟纹，被稀疏毛茸，**叶为复叶，**小叶膜质，**通常5～7枚，少数9枚，**叶柄长2～4cm，被糙毛；侧生小叶卵状长圆形或披针形，中央1枚较大；先端渐尖，基部楔形；表面深绿色，背面淡绿色，**两面被粗毛，叶缘有锯齿，齿尖具芒；**常可见到果实，圆球形；具草腥气，味苦。以色绿、茎叶完整、气清香者为佳。

【性味功效】苦、微甘，凉。清热，补虚，解毒。内服煎汤15～30g。

【验方精选】

1. 气虚体弱，心烦失眠　绞股蓝10g，夜交藤15g，麦冬12g。水煎服。

2. 高血压，眩晕头痛，烦躁不安　绞股蓝15g，杜仲叶10g。水煎代茶饮。

3. 湿热发黄、病毒性肝炎　绞股蓝15g，广金钱草50g，加红糖适量，水煎服。

4. 复发性口腔溃疡　生绞股蓝9g，用沸水浸泡20分钟，待凉温后1次饮完，如此反复，日服2～3次。

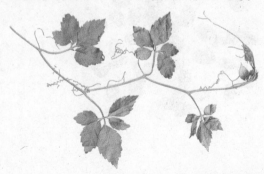

核桃仁（胡桃仁、胡桃肉、虾蟆）

【来源】为胡桃科植物胡桃 *Juglans regia* L. 的种子。

【性状鉴别】种子完整者呈类球形，由两片呈脑状的子叶组成，凹凸不平，表面淡棕色或深棕色，种皮菲薄，有深色脉纹。一端可见三角状突起的胚根；通常两瓣裂或破碎成不规则的块状；子叶黄白色，破碎后内部黄白色或乳白色，富油性；气微香，味甜，种皮微涩。以个大、饱满、断面色白或乳白色，富油性者为佳。

【性味功效】甘、涩，温。补肾固精，温肺定喘，润肠通便。内服煎汤6～9g。

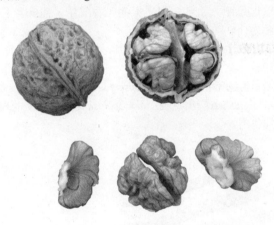

党参（黄参、狮头参、中灵草）

【来源】为桔梗科植物党参 *Codonopsis pilosula* (Franch.) Nannf. 的根。

【性状鉴别】根呈长圆柱形，稍弯曲；表面黄棕色至灰棕色，**根头部有多数疣状突起的茎痕及芽痕，集成球状，习称为"狮子盘头"**；根头下有致密的环状横纹，向下渐稀疏，有的达全长的一半，栽培品环状横纹少或无；**根破碎处有时可见黑褐色胶状物，系乳汁溢出干燥所成**；质柔润或坚硬，断面稍平坦，皮部较厚，淡黄白色至淡棕色，与木部交接处有一深棕色环，木部淡黄色；有特殊香气，味甜。以根条肥大粗壮、肉质柔润、香气浓、甜味重、嚼之无渣者为佳。

【性味功效】甘，平。补中益气，健脾益肺。内服煎汤 9 ～ 30g。

注：同属植物素花党参 *Codonopsis pilosula* Nannf. var. *modesta* (Nannf.) L.T.Shen 或川党参 *Codonopsis tangshen* Oliv. 的根也作中药党参用。

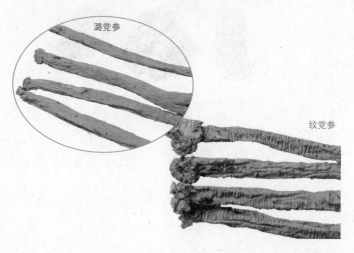

潞党参

纹党参

铁皮石斛（耳环石斛、铁皮、枫斗）

【来源】为兰科植物铁皮石斛 *Dendrobium officinale* Kimura et Migo 的茎。

【性状鉴别】茎呈螺旋形或簧状，一盘为2～4个旋纹，茎拉直后长3.5～8cm，直径0.2～0.3cm；表面黄绿色或金黄色，有细纵皱纹，一端可见茎基部留下的短须根；质坚实，易折断，断面平坦；气微，味微苦而回甜，嚼之有黏性。以色黄绿、饱满、结实者为佳。

【性味功效】甘，微寒。生津养胃，滋阴清热。内服煎汤6～12g。

【验方精选】烦渴，虚热　石斛18g，苍术36g，桔梗18g，陈皮18g，甘草18g，麻黄18g，骨碎补18g，桂皮18g研末，加生姜2片，乌梅、大枣各1枚，水煎服。

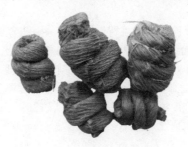

益智（益智子、益智仁、摘芐子）

【来源】为姜科植物益智 *Alpinia oxyphylla* Miq. 的果实。

【性状鉴别】果实呈纺锤形或椭圆形，两端略尖，长 1.2～2cm，直径1～1.3cm；表面棕色或灰棕色，**有纵向凹凸不平的突起棱线13～20条**，顶端有花被残基，基部常残存果柄，果皮薄而稍韧，与种子紧贴，**种子集结成团，中有隔膜将种子团分为3瓣**，每瓣有种子6～11粒。种子呈不规则的扁圆形，略有钝棱，直径约0.3cm，表面灰褐色或灰黄色，外被淡棕色膜质的假种皮；质硬，胚乳白色。有特异香气，味辛、微苦。以个大、饱满、显油性、气味浓者为佳。

【性味功效】辛，温。温脾止泻摄涎，暖肾固精缩尿。内服煎汤3～10g。

【验方精选】

1. 遗尿或夜尿频　益智仁、乌药、山药各9g，水煎服。

2. 小便赤浊　益智仁、茯神各100g，远志、甘草各250g。研为末，酒制成0.2g/丸。空腹姜汤送服50丸。

3. 疝痛　益智仁、干姜、炙甘草、茴香各9g，乌头、生姜各25g，青皮6g。切细。每次取12g，入盐少许，水煎，去滓，饭前空腹温服。

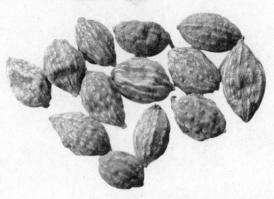

黄芪（黄耆、绵芪、绵黄芪）

【来源】为豆科植物膜荚黄芪 *Astragalus membranaceus*（Fisch.）Bge.的根。

【性状鉴别】根呈圆柱形；表面淡棕黄色或淡棕褐色，有不整齐的纵皱纹或纵沟；质硬而韧，不易折断，**断面纤维性强，并显粉性，皮部黄白色，木部淡黄色，有放射状纹理及裂隙**；气微，味微甜，嚼之微有豆腥味。以根条粗长、皱纹少、粉性足、质坚而绵、味甜者为佳。

【性味功效】甘，温。益气升阳，固汗止表，利水消肿，托毒生肌。内服煎汤 9～30g。

【验方精选】

1. 利尿消肿　黄芪15g，防己12g，白术9g，甘草6g，生姜4片，大枣1枚。水煎服。

2. 补气血，拔毒生肌　黄芪12g，人参6g，当归9g，肉桂3g，川芎6g，地黄12g，茯苓、白术、白芍各9g，甘草3g。研末，每次取9g，加生姜3片，枣子2个。水煎服。

3. 气虚阴亏，口渴尿频，糖尿病　黄芪30g，生地15g，山药100g，水煎服。

注：同属植物蒙古黄芪 *Astragalus membranaceus* (Fisch.) Bge.var.*mongholicus* (Bge.) Hsiao 的根也作中药黄芪用。

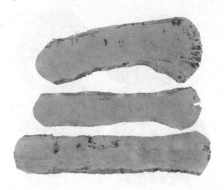

黄精（鸡头黄精、笔管菜、老虎姜）

【来源】为百合科植物黄精 *Polygonatum sibiricum* Red. 的根茎。

【性状鉴别】根茎呈不规则圆锥形或圆柱形，**一端膨大，形似鸡头**，并有 1 ~ 3 个茎基疤痕，呈圆点状，形似鸡眼。表面黄白色或灰黄色，半透明。全体有细纵皱纹及较明显的波状环节纹，须根痕呈点状突起，多集中于膨大部分。质硬，未完全干燥者质柔韧，**断面浅棕色，可见多数散在黄色维管束小点**。气微，味微甜，**嚼之有黏性**。以块大、肥润、色黄、断面呈角质透明者为佳。

【性味功效】甘，平。养阴润肺，补脾益气，滋肾填精。内服煎汤 9 ~ 15g。

【验方精选】

1. 治肺燥咳嗽　黄精15g，北沙参12g，杏仁、桑叶、麦门冬各9g，甘草6g。水煎服。

2. 壮筋骨，益精髓，乌发　黄精、苍术各2000g，枸杞根、柏叶各2500g，天门冬1500g。水煎，再加入酒曲5000g，糯米50000g，酿酒服。

注：同属植物滇黄精 *Polygonatum kingianum* Coll. et Hemsl. 或黄精 *Polygonatum sibiricum* Red. 也作中药黄芪用。

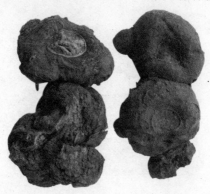

菟丝子（菟丝实、萝丝子、缠龙子）

【来源】为旋花科植物菟丝子 *Cuscuta chinensis* Lam. 的种子。

【性状鉴别】种子呈类球形，直径0.1～0.2cm。腹棱线明显，两侧常凹陷；表面灰棕色或黄棕色，略粗糙；种皮坚硬，不易破碎；**用沸水浸泡，表面有黏性，煮沸至种皮破裂，露出黄白色细长卷旋状的胚，形如吐丝**；气微，味微苦、涩。以粒饱满者为佳。

【性味功效】辛、甘，平。补肾益精，养肝明目，固胎止泻。内服煎汤6～12g。

【验方精选】

1. 补肾，壮阳，提神　制菟丝子500g，附子200g。研为末，用酒制成糊丸，每丸重0.3g，用酒送服，每次50丸。

2. 脾元不足，无食欲，泄泻　菟丝子200g，黄芪、白术、人参、木香各50g，补骨脂、小茴香各25g。饴糖作丸。早晚各服9g，汤酒送服。

注：同属植物南方菟丝子 *Cuscuta australis* R. Br. 的种子也作中药菟丝子用。

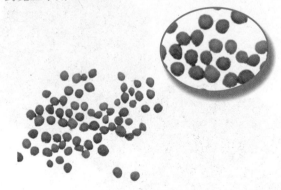

银耳（白木耳、白耳子、白耳）

【来源】为银耳科银耳 *Tremella fuciformis* Berk. 的子实体。

【性状鉴别】子实体由数片至10余片薄而多皱褶的瓣片组成，呈菊花形、牡丹花形或绣球形，直径3～15cm，白色或类黄色，表面光滑，有光泽，基蒂黄褐色；角质，硬而脆；**浸泡水中膨胀，有胶质**；气微，味淡。以干燥、黄白色、朵大、体轻、有光泽、胶质厚者为佳。

【性味功效】甘、淡，平。滋阴生津，润肺养胃。内服煎汤3～10g。

【验方精选】

1. 热病伤津，口渴引饮　银耳10g，芦根15g，小环草10g。水煎服，并吃银耳，每日1剂。

2. 癌症放疗、化疗期　银耳12g，绞股蓝15g，党参、黄芪各30g。共煎水，取银耳，去药渣，加苡仁、大米各30g煮粥吃。每日1剂。

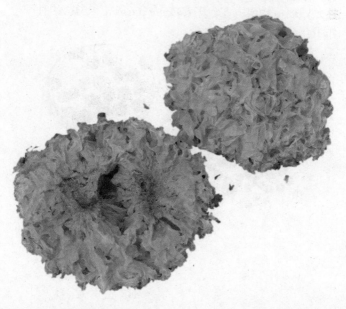

淫羊藿（仙灵脾、刚前、羊角风）

【来源】为小檗科植物箭叶淫羊藿 *Epimedium sagittatum* (Sieb. et Zucc.) Maxim. 的叶。

【性状鉴别】一回三出复叶，小叶片长卵形至卵状披针形；长4～12cm，宽2.5～5cm；先端渐尖，**两侧小叶基部明显偏斜**，外侧呈箭形；**下表面疏被粗短伏毛或近无毛**；叶片革质；气微，味微苦。以梗少、叶多、色黄绿、不破碎者为佳。

【性味功效】辛、甘，温。补肾壮阳，强筋健骨，祛风除湿。内服煎汤6～10g。

【验方精选】

1. 游走性疼痛　淫羊藿50g，威灵仙50g，川芎50g，桂心50g，苍耳子50g。研末。每次以温酒送服3g。

2. 目昏生翳　淫羊藿、生王瓜等份。研末，每次服3g，每日2次。

注：同属植物淫羊藿 *Epimedium brevicornu* Maxim.、柔毛淫羊藿 *Epimedium pubescens*.Maxim. 或朝鲜淫羊藿 *Epimedium koreanum* Nakai 的叶也作中药淫羊藿用。

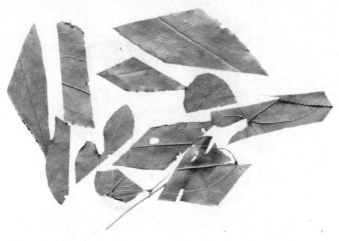

续断（龙豆、接骨草、和尚头）

【来源】为川续断科植物川续断 *Dipsacus asper* Wall. ex Henry 的根。

【性状鉴别】根呈圆柱形，略扁；表面灰褐色，**有扭曲的纵皱纹及沟纹，**可见横裂的皮孔和少数须根痕；质软，易折断，断面不平坦，**皮部墨绿色，外缘褐色，木部黄褐色，导管束呈放射状排列**；气微香，味苦、微甜而后涩。以条粗、质软、皮部绿褐色为佳。

【性味功效】苦、辛，微温。补肝肾，强筋骨，调血脉，止崩漏。内服煎汤9～15g。

【验方精选】

1. 腰膝酸软　续断100g，补骨脂、牛膝、木瓜、萆薢、杜仲各50g。研末，制成蜜丸，每丸重0.2g。每次50～60丸，空腹用不含石灰的酒送服。

2. 妇人少乳　川续断15g，当归、川芎各5g，麻黄、穿山甲各6g，天花粉9g。水煎服。

3. 妇女小产　川续断、制杜仲各100g。研为末，枣肉煮烂，杵和丸，每丸重0.2g。每次服30丸，米汤送服。

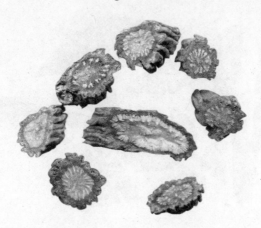

楮实子（楮实、野杨梅子、构泡）

【**来源**】为桑科植物构树 *Broussonetia papyrifera* (L.) Vent. 的果实。

【**性状鉴别**】果实呈扁圆形或卵圆形，表面红棕色，有网状皱纹或疣状突起；一侧有棱，一侧略平或有凹槽；果皮坚脆，易压碎，膜质种皮紧贴于果皮内面，胚乳类白色，富油性；气微，味淡。以色红、饱满者为佳。

【**性味功效**】甘，寒。滋肾益阴，清肝明目，健脾利水。内服煎汤 6～12g。

【**验方精选**】

1. 腹胀，小便混浊　楮实子 800g，白丁香 75g，茯苓 150g。研为细末，用楮实膏为丸，每丸重 0.2g。不计丸数，从少到多，服至小便清利及腹胀减为度。

2. 目昏　楮实子、荆芥穗、地骨皮各等份。研为细末，炼蜜和丸，每丸重 0.2g。每次服 20 丸，米汤送服。

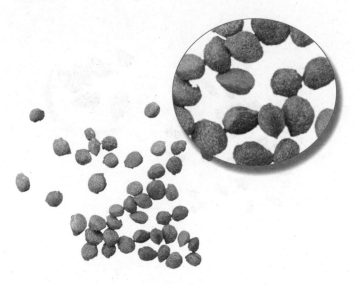

黑芝麻（胡麻、油麻、脂麻）

【来源】为胡麻科植物芝麻 *Sesamum indicum* L. 的黑色种子。

【性状鉴别】种子呈扁卵圆形，长约0.3cm，宽约0.2cm；表面黑色，平滑或有网状皱纹；尖端有棕色点状种脐；种皮薄，胚乳白色，肉质；子叶2，白色，富油性；气微，味甘，**有油香气**。以个大、色黑、饱满、无杂质者为佳。

【性味功效】甘，平。补益肝肾，养血益精，润肠通便。内服煎汤9～15g。

【验方精选】

　　1. 润肠通便，小便热赤　黑芝麻200g（研取汁液），杏仁200g（去皮、尖，研如泥），大黄250g，山栀500g。一同研为末，炼蜜入麻汁，和丸，每丸重0.2g，每次50丸，饭前温水送服。

　　2. 肝肾两虚，精血不足　黑芝麻、桑叶等份。研末，以糯米饮捣丸。每日服12～15g，勿间断。

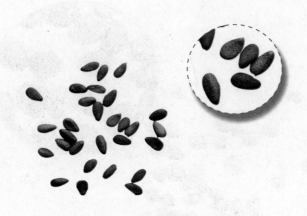

墨旱莲（金陵草、旱莲草、白花草）

【**来源**】为菊科植物鳢肠 *Eclipta prostrata* L.的全草。

【**性状鉴别**】全草带根或不带根，**全体被白色粗毛**；根须状；茎圆柱形，多分枝，有纵棱；表面绿褐色或墨绿色；叶对生，皱缩卷曲或破碎，墨绿色；**头状花序单生于枝端，总花梗细长**，总苞片5～6，黄绿色或棕褐色，花冠多脱落；**瘦果扁椭圆形**，棕色，表面有小瘤状突起；气微，味微咸。以色黑绿、叶多者为佳。

【**性味功效**】甘、酸，凉。补益肝肾，凉血止血。内服煎汤6～12g。

【**验方精选**】

1. 补肾养肝　墨旱莲捣汁熬膏，加入女贞子和蜂蜜，制成丸。每丸重15g，早、晚各服1丸。

2. 膏淋　墨旱莲16g，车前子9g，金银花16g，土茯苓16g。水煎服。

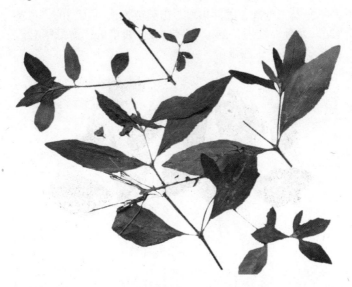

十七、收涩药

山茱萸（萸肉、山萸肉、药枣）

【来源】为山茱萸科植物山茱萸 *Cornus officinalis* Sieb. et Zucc. 的果肉。

【性状鉴别】果肉呈不规则片状或囊状，长 1～1.5cm，宽 0.5～1cm；表面紫红色至紫黑色，皱缩，有光泽；顶端有的有圆形宿萼痕，基部有果梗痕；质地柔软；气微，味酸、涩、微苦。以无核、皮肉肥厚、色红油润者佳。

【性味功效】酸，微温。补益肝肾，收敛固脱。内服煎汤 6～12g。

【验方精选】

　　1. 滋阴补肾　山茱萸、山药各12g，熟地24g，泽泻、牡丹皮、白茯苓各9g。水煎服。

　　2. 益气健脾，固冲摄血　山茱萸24g，白术30g，黄芪18g，龙骨、牡蛎各24g，杭芍12g，茜草9g，海螵蛸12g，五倍子1.5g。水煎服。

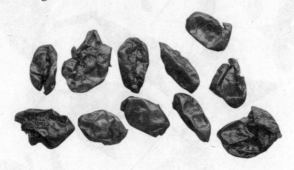

五味子（北五味子、山花椒、五梅子）

【**来源**】为木兰科植物五味子 *Schisandra chinensis* (Turcz.) Baill. 的果实。

【**性状鉴别**】果实呈不规则球形或扁球形，直径 0.5～0.8cm；表面红色、紫红色或暗红色，**皱缩，显油润**，有的表面呈黑红色或出现"白霜"；果肉柔软，种子 1～2，肾形，表面棕黄色，有光泽，种皮薄而脆；果肉气微，味酸；**种子破碎后，有香气**，味辛、微苦。以粒大肉厚、色紫红、有油性及光泽者为佳。

【**性味功效**】酸，温。收敛固涩，益气生津，宁心安神。内服煎汤 2～6g。

【**验方精选**】

1. 益气滋阴，固肾止渴　五味子、天花粉各 9g，生山药 30g，黄芪 15g，知母 18g，生鸡内金 6g，葛根 5g。水煎服。

2. 温肾暖脾，固肠止泻　五味子、肉豆蔻各 6g，补骨脂 12g，吴茱萸 3g，姜 6g，枣 10 枚。水煎服。

3. 滋阴养血，补心安神　五味子、远志、桔梗、人参、丹参、玄参各 5g，麦冬、当归、柏子仁、天门冬各 9g，生地 12g。水煎服。

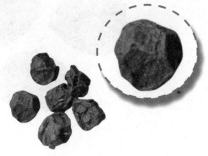

乌梅（梅实、黑梅、熏梅）

【来源】为蔷薇科植物梅 *Prunus mume* (Sieb.) Sieb. et Zucc. 的近成熟果实。

【性状鉴别】果实呈类球形或扁球形，直径1.5～3cm；表面乌黑色或棕黑色，皱缩不平，基部有圆形果梗痕；果核坚硬，棕黄色，表面有凹点；种子扁卵形，淡黄色；气微，味极酸。以个大、肉厚、柔润、味极酸者佳。

【性味功效】酸，平。敛肺止咳，涩肠止泻，止血，生津，安蛔。内服煎汤6～12g。

【验方精选】

1. 伤寒蛔厥及久痢　乌梅300枚，细辛300g，干姜500g，黄连800g，当归200g，制附子300g，花椒200g，桂枝300g，人参300g，黄柏300g。以上各味药材分别捣碎，合在一起，以苦酒渍乌梅一夜，去核，放在适量大米下蒸之，饭熟捣成泥，和药于臼中，加蜂蜜杵，制成0.2g/丸。饭前饮服10丸，每日3次，后加至20丸。

2. 肺虚久咳　乌梅肉、制罂粟壳等份，研为末。每次服6g，睡前蜜汤送服。

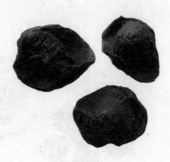

石榴皮（石榴壳、西榴皮、酸榴皮）

【**来源**】为石榴科植物石榴 *Punica granatum* L. 的果皮。

【**性状鉴别**】果皮呈不规则的片状或瓢状；外表面红棕色或暗棕色，略有光泽，粗糙，有多数疣状突起；内表面黄色，有隆起呈网状的果蒂残痕；质硬而脆，断面黄色，略显颗粒状；无臭，味苦、涩。以皮厚、棕红色者为佳。

【**性味功效**】酸、涩，温。有毒。涩肠，止血，驱虫。内服煎汤3～9g。

【**验方精选**】

1. 驱绦虫、蛔虫　石榴皮、槟榔各等份，研细末，每次服6g(小儿酌减)，每日2次，连服2天。

2. 妊娠下血不止，腹痛　石榴皮100g，当归150g，阿胶珠100g，熟艾2枚。水煎，分3次服。

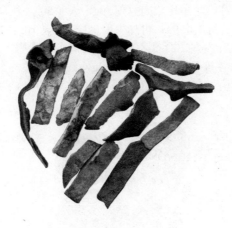

肉豆蔻（肉果、玉果、顶头肉）

【来源】为肉豆蔻科植物肉豆蔻 *Myristica fragrans* Houtt. 的种仁。

【性状鉴别】种仁呈卵圆形或椭圆形，长 2 ～ 3cm，直径 1.5 ～ 2.5cm；表面灰棕色，**全体有浅色纵行沟纹及不规则网状沟纹，常被有白色石灰粉**；种脐位于宽端，呈浅色圆形突起，合点呈暗凹陷；种脊呈纵沟状，连接两端；质坚，**断面显棕黄色相间的大理石花纹**，是由外胚乳向内伸入，与类白色的内胚乳交错所形成；胚干缩，富油性；**气香浓烈**，味辛。以个大、体重、坚实，破开后香气浓者为佳。

【性味功效】辛、苦，温。温中涩肠，行气消食。内服煎汤 3 ～ 10g。

【验方精选】

　　1. 霍乱呕吐不止　肉豆蔻 50g，人参 50g，制厚朴 50g。研为细末。每次取 9g，再加生姜 0.2g，粟米 10g，水煎服。

　　2. 脾肾虚弱，食欲不振　肉豆蔻、补骨脂、五味子、吴茱萸，各等份研末。生姜 200g，红枣 50 枚。水煮，再取枣肉制丸，每丸重 0.2g。每次服 50 ～ 70 丸，饭前空腹服用。

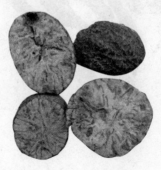

诃子（诃黎勒、诃黎、诃梨）

【**来源**】为使君子科植物诃子 *Terminalia chebula* Retz. 的果实。

【**性状鉴别**】果实呈长圆形或卵圆形，长2～4cm，直径2～2.5cm，表面黄棕色或暗棕色，略具光泽，**有5～6条纵棱线及不规则的皱纹**，基部有圆形果梗痕；质坚实；果肉厚0.2～0.4cm，黄棕色或黄褐色；果核长1.5～2.5cm，直径1～1.5cm，浅黄色，粗糙，坚硬；**种子狭长纺锤形**，长约1cm，直径0.2～0.4cm，种皮黄棕色，子叶2，白色，相互重叠卷旋；气微，味酸涩后甜。以肉厚、质坚、表面黄棕色为佳。

【**性味功效**】苦、酸、涩，平。涩肠止泻，敛肺止咳，降火利咽。内服煎汤3～10g。

【**验方精选**】

1. 久咳　诃子50g，杏仁50g，通草8g。切细，每次取12g，加煨生姜5片，水煎服。

2. 咽喉失音　诃子4个，桔梗50g，甘草50g。研为细末，每次取6g，用童子小便合水煎服。

3. 老人久泻不止　诃子1g，白矾50g。研成细末。每服不计时候，以粥饮送服6g。

注：同属植物绒毛诃子 *Terminalia chebula* Retz.var.*tomentella* Kurt.的果实也作中药诃子用。

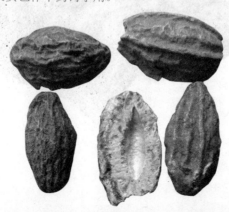

鸡冠花（鸡髻花、鸡冠头、鸡公花）

【**来源**】为苋科植物鸡冠花 *Celosia cristata* L. 的花序。

【**性状鉴别**】穗状花序多扁平而肥厚，似鸡冠状；上缘宽，具皱褶，密生线状鳞片，下端渐狭小，残留扁平的茎；表面红色、紫红色或黄白色；中部以下密生多数小花，**苞片和花被均呈膜质**；果实盖裂，种子扁圆肾形，黑色，有光泽；体轻，质柔韧；气无，味淡。以朵大而扁、色泽鲜艳的白鸡冠花最佳，色红者次之。

【**性味功效**】甘、涩，凉。凉血止血，止带，止痢。内服煎汤 6 ～ 12g。

【**验方精选**】

1. 痔疮　鸡冠花、凤眼草各 50g。捣为粗末。每次用粗末 25g，水煎，热洗患处。

2. 下血脱肛　鸡冠花、防风等份。研为末，糊丸，每丸重 0.2g。每次空腹米汤送服 70 丸。

3. 风疹　鸡冠花、向日葵各 9g，冰糖 50g。开水炖服。

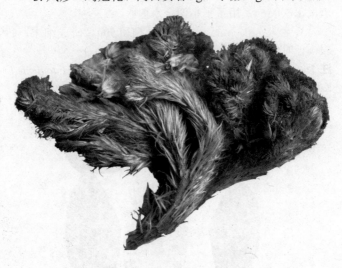

金樱子（刺梨子、山石榴、灯笼果）

【来源】为蔷薇科植物金樱子 *Rosa laevigata* Michx. 的果实。

【性状鉴别】果实为花托发育而成的假果，呈倒卵形，长2～3.5cm，直径1～2cm。表面红黄色或红棕色，**有多数刺状刚毛脱落后的残基形成棕色小突起**；顶端有盘状花萼残基，中央有黄色柱基，下部渐尖；**质硬，纵切后可见花萼筒内壁密生淡黄色有光泽的绒毛**，瘦果数十粒，扁纺锤形，长约0.7cm，淡黄棕色，木质，外被淡黄色绒毛。气微，味甘、微涩。以个大、色红黄、去净毛刺者为佳。

【性味功效】酸、涩，平。固精缩尿，固崩止带，涩肠止泻。内服煎汤6～12g。

【验方精选】

1. 带下过多，遗尿尿频　金樱子、芡实肉粉各等份。同酒和芡粉为丸，每丸重0.2g。每服30丸，酒送服。

2. 久泻久痢　金樱子30g，党参9g。水煎服。

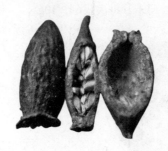

莲子（藕实、莲蓬子、莲肉）

【来源】为睡莲科植物莲 *Nelumbo nucifera* Gaertn. 的种子。

【性状鉴别】种子略呈椭圆形或类球形，长 1.2～1.8cm，直径 0.8～1.4cm；表面浅黄棕色至红棕色，有细纵纹和较宽的脉纹；**一端中心呈乳头状突起，深棕色，多有裂口，其周围及下方略下陷**；质硬，种皮薄，不易剥离；子叶 2 枚，肥厚，黄白色，中心凹入成槽形，**具绿色莲子心**；气微，味甘、微涩；**莲子心味苦**。以个大饱满者为佳。

【性味功效】甘、涩，平。补脾止泻，益肾固精，养心安神。内服煎汤 6～15g。

【验方精选】

1. 小便白浊，梦遗　莲子、益智仁、龙骨各等份。捣为细末。每次服 6g，空腹用米汤送服。

2. 脾虚泄泻　莲子 9g，人参 15g，白术 15g，白茯苓 15g，薏苡仁 9g，桔梗 6g，缩砂仁 6g，白扁豆 12g，甘草 10g，山药 15g。研末。每次服 6～10g。

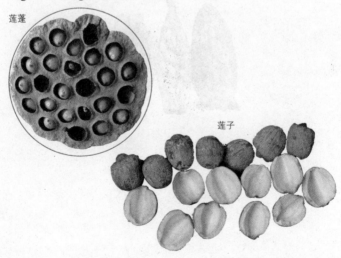

莲蓬

莲子

椿皮（臭椿、椿白皮、椿根皮）

【来源】为苦木科植物臭椿 *Ailanthus altissima* (Mill.) Swingle 的根皮或干皮。

【性状鉴别】根皮　呈不整齐的片状或卷片状，大小不一，厚0.3～1cm；外表面灰黄色或黄褐色，粗糙，有多数纵向皮孔样突起和不规则纵、横裂纹，除去粗皮者显黄白色，内表面淡黄色，较平坦，密布梭形小孔或小点；质坚硬，**断面外层颗粒性，内层纤维性，微有油腥臭气**，味苦。

干皮　呈不规则板片状，大小不一，厚0.5～2cm；外表面灰黑色，皮孔大，极粗糙，有深裂；去栓皮后呈淡棕黄色；折断面颗粒性。

均以无粗皮、肉厚、内面黄白色者为佳。

【性味功效】苦、涩，寒。清热燥湿，收涩止带，止血，止泻。内服煎汤6～9g。

【验方精选】

1. 痢疾　椿皮50g，爵床10g，凤尾草16g。水煎服。

2. 崩漏经多，便血痔血　椿白皮20g，黄芩30g，白芍30g，龟板30g，黄柏9g，香附7g。水煎服。

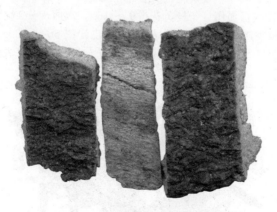

十八、抗肿瘤药

一枝黄花（野黄菊、黄花一枝香、大叶七星剑）

【来源】为菊科植物一枝黄花*Solidago decurrens* Lour. 的全草。

【性状鉴别】茎呈圆柱形，表面暗紫红色或灰绿色，具纵纹，光滑无毛，茎端有稀毛；质坚而脆，易折断，**断面纤维性，中央有疏松的白色髓**；单叶互生，下部叶具长柄，多脱落，上部叶无柄或近无柄；叶片多破碎而皱缩，上面黄绿色，下面淡绿色；完整叶片展平后呈卵形或披针形，长1～9cm，宽0.3～1.5cm；**先端稍尖或钝，全缘或有不规则的疏锯齿，基部下延成柄；头状花序集生茎顶，排成总状或圆锥状，花冠黄色**，多脱落，冠毛黄白色，外露；气清香，味苦。以叶多、色绿者为佳。

【性味功效】辛、苦，凉。疏风清热，解毒消肿。内服煎汤9～15g。

【验方精选】

1. 头风　一枝黄花根9g。水煎服。

2. 跌打损伤　一枝黄花根9～16g。水煎，分2次服。

3. 鹅掌风、灰指甲、脚癣　一枝黄花50～100g，煎取浓汁，浸洗患部，每次半小时，每天1～2次。7天为一疗程。

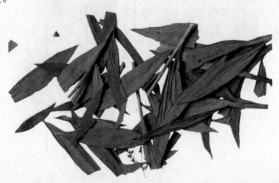

三尖杉（榧子、山榧树、石榧）

【**来源**】为三尖杉科植物三尖杉 *Cephalotaxus fortunei* Hook. f. 的枝叶。

【**性状鉴别**】小枝对生，基部有宿存芽鳞；叶螺旋状排列成2列，常水平展开，披针状条形，长4～13cm，宽0.3～0.4cm；先端尖，基部楔形成短柄，上面深绿色，中脉隆起，下面中脉两侧有白色气孔带；气微，味微涩。

【**性味功效**】苦、涩，寒。有毒。抗癌。内服煎汤6～9g。

【**验方精选**】

1. 恶性淋巴瘤　用三尖杉提取物——三尖杉总生物碱，每日0.2～0.3g，分2～3次肌肉注射，总量3g以上。

2. 妇科恶性肿瘤　用三尖杉提取物——三尖杉酯碱制剂静脉点滴，每日1次，每次0.3～0.4g，1个疗程总量可用8～10g。

3. 真性红细胞增多症　用三尖杉提取物——三尖杉酯碱每次2～4mg，加入10%葡萄糖液500ml中静脉滴注，每日1次，连续或间歇应用至血红蛋白降至正常。

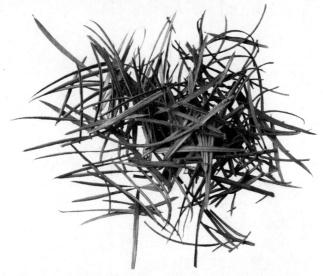

马蹄金（小金钱草、荷包草、黄胆草）

【来源】为旋花科植物马蹄金 *Dichondra repens* Forst. 的全草。

【性状鉴别】全草缠绕成团。茎细长，被灰色短柔毛，节上生根，质脆，易折断，断面中有小孔。叶互生，多皱缩，青绿色，灰绿色或棕色，完整者展平后圆形或肾形，直径0.5～2cm，基部心形，上面微被毛，下面具短柔毛，全缘；叶柄长约2cm；质脆易碎。偶见灰棕色近圆球形果实，直径约0.2cm。种子1～2，黄色或褐色，气微，味辛。以叶多、色青绿者为佳。

【性味功效】辛、苦，凉。清热，利湿，解毒。内服煎汤6～15g。

【验方精选】

1. 乳痈　鲜马蹄金捣烂外敷。

2. 小儿腹胀　鲜马蹄金30g，冰糖少许，冲开水适量，炖服；渣捣敷脐中。

3. 尿血　鲜马蹄金30～60g，冰糖少许。水炖服。

4. 肺出血　鲜马蹄金一握，洗净，捣烂并绞汁，酌加冰糖炖半小时，饭后服，日服两次。

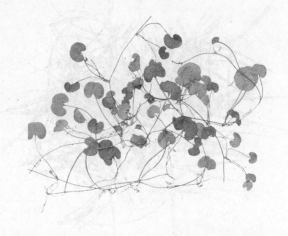

马鞭草（马鞭、铁扫帚、狗牙草）

【来源】为马鞭草科植物马鞭草 *Verbena officinalis* L.的全草。

【性状鉴别】茎呈方柱形，多分枝，四面有纵沟；表面绿褐色，粗糙；质硬而脆，断面中空或有髓；**叶对生**，多皱缩破碎，绿褐色，具毛；**完整叶片卵形至长圆形，羽状分裂或3深裂**；穗状花序细长，小花排列紧密，有的可见黄棕色花瓣，有的已成果穗。果实包于灰绿色宿萼内，小坚果灰黄色；气微，味苦；以色青绿、带花穗、无杂质者为佳。

【性味功效】苦、辛，微寒。清热解毒，活血通经，利水消肿，截疟。内服煎汤5～10g。

【验方精选】

1. 疟疾　马鞭草汁350ml，酒210ml，分3次服。

2. 咽喉肿痛，致呼吸不畅　马鞭草根500g，截去两头，捣取汁服。

3. 黄疸　马鞭草鲜根（或全草）100g，水煎调糖服。肝肿痛者加山楂根或山楂9g。

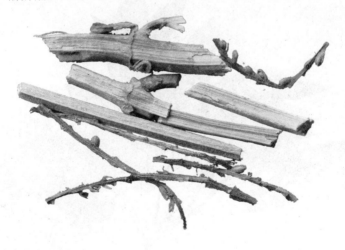

乌蔹莓（拔、五叶莓、五叶莴）

【来源】为葡萄科植物乌蔹莓 Cayratia japonica (Thunb.) Gapnep. 的全草或根。

【性状鉴别】茎呈圆柱形，扭曲，有纵棱，多分枝，带紫红色；卷须二歧分叉，与叶对生。叶皱缩，展平后为鸟足状复叶，小叶5，椭圆形，边缘有锯齿，中间小叶较大，有长柄，侧生小叶较小；浆果卵圆形，成熟时黑色；气微，味苦、涩。以叶多、茎叶完整者为佳。

【性味功效】苦、酸，寒。清热利湿，解毒消肿。内服煎汤15～30g。

【常见病配伍】

1. 肿毒，乳痈、便毒、恶疮　乌蔹莓藤或根60g，生姜1块。捣烂，加白酒300ml，绞汁热服，并用药渣敷患处。

2. 咽喉肿痛　乌蔹莓、马兰菊、车前草30g。杵汁，徐徐饮之。

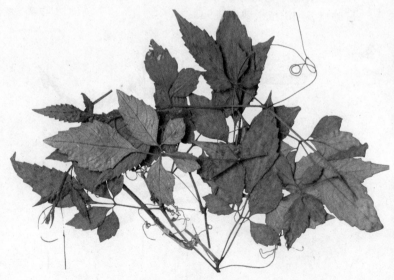

乌蕨（大叶金花草、乌韭、野黄连）

【**来源**】为鳞始蕨科植物乌蕨 *Stenoloma chusana* (L.) Ching 的全草或根茎。

【**性状鉴别**】根茎粗壮，**表面密被赤褐色钻状鳞片**，上方近生多数叶，下方有众多紫褐色须根；叶柄呈不规则的细圆柱形，表面光滑，禾秆色或基部红棕色，有数条角棱及1凹沟；**叶片披针形，三至四回羽状分裂**，略皱折，棕褐色至深褐色，小裂片楔形，先端平截或1～2浅裂；**孢子囊群1～2个着生于每个小裂片先端边缘**；气微，味苦。

【**性味功效**】微苦，寒。清热解毒，利湿止血。内服煎汤15～30g。

【**验方精选**】

1. 白浊，湿热带下　鲜乌蕨全草30～60g。捣烂绞汁调米泔水服。

2. 流感、咳嗽、肠炎、痢疾　乌蕨鲜品90～150g或干品60～90g。水煎服，或水煎浓缩成棕色固体，研末内服。

3. 烧伤　乌蕨鲜叶捣烂或干叶研粉，用洗米水调涂患处。

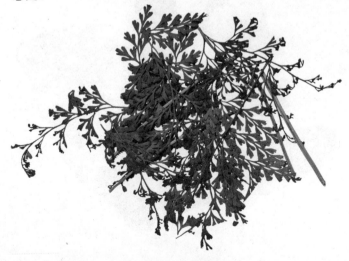

长春花（雁来红、日日新、四时春）

【来源】为夹竹桃科植物长春花 *Catharanthus roseus* (L.) G. Don 的全草。

【性状鉴别】全草长30～50cm。主根圆锥形，略弯曲；茎枝绿色或红褐色，类圆柱形，有棱，**折断面纤维性，髓部中空**；叶对生，皱缩，展平后呈倒卵形或长圆形，先端钝圆，具短尖，基部楔形，羽状脉明显；枝端或叶腋有花，**花冠高脚蝶形**，淡红色或紫红色；气微，味微甘、苦。以叶片多、带花者为佳。

【性味功效】苦，寒。有毒。解毒抗癌，清热平肝。内服煎汤6～15g。

【验方精选】

1. 急性淋巴细胞白血病　长春花15g。水煎服。

2. 高血压病　长春花全草6～9g。水煎服。

3. 流行性出血热　长春花提取物——长春新碱1ml，加生理盐水20ml静脉推注1次。

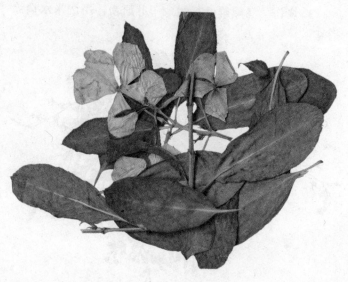

冬凌草（山香草、破血丹、野藿香）

【**来源**】为唇形科植物碎米桠 *Rabdosia rubescens* (Hemsl.) Hara 的全草。

【**性状鉴别**】**茎基部近圆形，上部方柱形**；下部表面灰棕色，外皮纵向剥落，上部表皮红紫色，有柔毛；质硬脆，断面淡黄色；**叶对生，有柄**；叶片皱缩或破碎，完整者展平后呈卵形或卵形菱状，长 2～6cm，宽 1.5～3cm；先端锐尖或渐尖，**基部宽楔形，急缩下延成假翅，边缘具粗锯齿**；上表面棕绿色，下表面淡绿色，沿叶脉被疏柔毛。聚伞花序顶生，**总梗与小花梗及花序轴密被柔毛**。小坚果倒卵状三角形，淡褐色，无毛；气微香，味苦、甘。以叶多、色绿者为佳。

【**性味功效**】苦、甘，微寒。清热解毒，活血止痛。内服煎汤 30～60g。

【**验方精选**】

1. 呼吸道感染、支气管炎、急性化脓性扁桃体炎、肺炎等感染性疾病　用冬凌草注射液 16～32ml，加入 1000ml 等渗葡萄糖或葡萄糖盐水中，静滴，每日 1 次。

2. 食管癌　用冬凌草片剂口服，每日 3 次，每次 5 片；或流浸膏每日 3 次，每次 10～30ml。

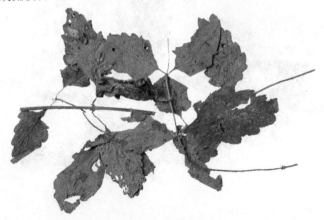

石上柏（地梭罗、金龙草、地侧柏）

【**来源**】 为卷柏科植物深绿卷柏*Selaginella doederieinii* Hieron.的全草。

【**性状鉴别**】 全草卷缩似拳状，基部簇生多数须根，呈棕黑色；茎短，枝丛生，有分枝，绿色或棕黄色；叶二型，侧叶和中叶各2行；侧叶在小枝上呈覆瓦状排列，卵状长圆形，基部心形，叶缘内侧下方有微锯齿，外侧的中部以下几全缘，两侧上方均有疏锯齿；中叶2行，彼此以覆瓦状交互排列直向枝端，卵状长圆形，先端渐尖具短刺头，基部心形，边缘有锯齿；质脆易折；气微，味淡。

【**性味功效**】 甘、微苦、涩，凉。清热解毒，祛风除湿，抗癌。内服煎汤10～30g。

【**验方精选**】

  1. 肺炎、急性扁桃体炎、眼结膜炎　石上柏30g，猪瘦肉30g。水煎服。

  2. 风湿　石上柏、五皮风等量。煎水熏洗。

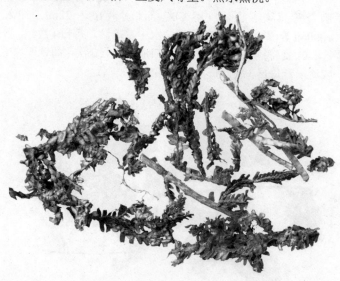

半枝莲（半支莲）

【**来源**】唇形科植物半枝莲 *Scutellaria barbata* D.Don 的干燥全草。

【**性状鉴别**】全草长 15 ~ 35cm，无毛或花轴上疏被毛。根纤细。茎丛生，较细，方柱形。叶对生，有短柄；叶片多皱缩，展平后呈三角状卵形或披针形，长 1.5 ~ 3cm，宽 0.5 ~ 1cm；先端钝，基部宽楔形，全缘或有少数不明显的钝齿；上表面暗绿色，下表面灰绿色。花单生于茎枝上部叶腋。果实扁球形，浅棕色。气微，味微苦。

【**性味功效**】辛、苦，寒。清热解毒，散瘀止血，利尿消肿。内服煎汤 15 ~ 30g。

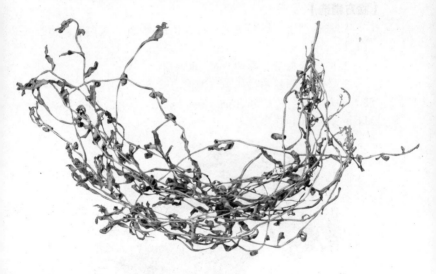

卷柏（还魂草、回阳草、铁拳头）

【来源】为卷柏科植物卷柏*Selaginella tamariscina* (Beauv.) Spring的全草。

【性状鉴别】全草卷缩似拳状，长3～10cm；枝丛生，扁而有分枝，绿色或棕黄色，向内卷曲，**枝上密生鳞片状小叶**，叶先端具长芒；**中叶两行**，卵状矩圆形，斜向上排列，叶缘膜质，有不整齐的细锯齿；**侧叶背面的膜质边缘呈棕黑色**；基部残留棕色至棕褐色须根，散生或聚生成短干状。质脆，易折断；气微，味淡。以绿色、叶多、完整不碎者为佳。

【性味功效】辛，平。活血通经。内服煎汤5～10g。

【验方精选】

　　1. 跌打损伤，局部疼痛　鲜卷柏每次50g。水煎服。每日1次。

　　2. 血崩、白带　卷柏16g。水煎服。

　　3. 烫伤　鲜卷柏捣烂敷。

注：同属植物垫状卷柏*Selaginella pulvinata* (Hook.et Grev.) Maxim.的全草也作中药卷柏用。

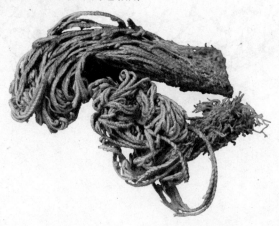

肿节风（九节风、草珊瑚、接骨草）

【来源】为金粟兰科植物草珊瑚 *Sarcandra glabra* (Thunb.) Nakai 的全草。

【性状鉴别】全草长 50～120cm；根茎较粗大，密生细根；茎圆柱形，多分枝，表面暗绿色至暗褐色，有明显细纵纹，**节膨大**；质脆，易折断，断面有髓或中空；叶对生，叶片革质，卵状披针形至卵状椭圆形，表面绿色、棕褐色，光滑，**边缘有粗锯齿，齿尖有黑褐色腺体，叶脉在两面均隆起**。枝端常有棕色的穗状花序；气微香，味微辛。以茎、叶色绿者为佳。

【性味功效】辛、苦，平。祛风除湿，活血散瘀，清热解毒。内服煎汤 9～30g。

【验方精选】

1. 痛经　肿节风 10～20g，五味子根 10g，艾蒿 5g。水煎服，每日 2 次。

2. 烫伤　肿节风干叶研末 1 份，茶油 2 份。调匀，涂抹患处。

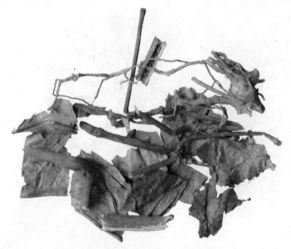

喜树（旱莲、水冬瓜、秋青树）

【来源】为蓝果树科植物喜树 *Camptotheca acuminata* Decne. 的果实或根及根皮。

【性状鉴别】果实呈披针形，长 2～2.5cm，宽 0.5～0.7cm，先端尖，有柱头残基；基部变狭，**可见着生在花盘上的椭圆形凹点痕，两边有翅。**表面棕色至棕黑色，微有光泽，有纵皱纹，**有时可见数条角棱和黑色斑点。**质韧，不易折断，断面纤维性，内有种子1粒，干缩成细条状；气微，味苦。

【性味功效】苦、辛，寒，有毒。清热解毒，散结消肿。内服煎汤 9～15g。

【验方精选】

1. 疖肿、疮痈初起　喜树嫩叶50g，加食盐少许，捣烂外敷。

2. 慢性湿疹或神经性皮炎　用0.03%喜树碱软膏轻涂于患处。

3. 鼻咽癌　羟基喜树碱10mg，静滴。

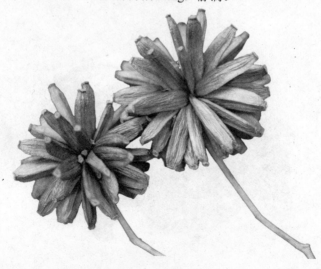

中药正别名索引（按笔画排序）